INFERTILIDAD Y MEDICINA CHINA

Guía práctica para el diagnóstico y
el tratamiento de la infertilidad con MTC

Yang Li

Yang Li
Publicación Marzo 2019
ISBN: 9781090675156
Independently published
Obra protegida por derechos de autor

Advertencia

Se recomienda a los lectores que se informen de los datos aportados por cada fabricante de fitoterapia china en cuestión, para comprobar la dosis recomendada, la vía y duración de la administración y las contraindicaciones según cada marca comercial. Es responsabilidad ineludible de los profesionales de la medicina china determinar las dosis y el tratamiento más adecuado para cada paciente. El autor no asumirá responsabilidad alguna por los daños que pudieran generarse a personas como consecuencia del contenido de esta obra.

Infertilidad y Medicina China

INTRODUCIÓN 12

CAPÍTULO 1: ÓRGANO REPRODUCTOR FEMENINO 16

1.1. El útero - *Bao Gong* 16

1.2. Relación con *ZangFu* 20

    1.2.1. Riñón 20

    1.2.2. Corazón 21

    1.2.3. Hígado 21

    1.2.4. Bazo 22

    1.2.5. Pulmón 22

    1.2.6. Estómago 22

1.3. Relación con Meridianos Extraordinarios 23

    1.3.1. Chong Mai 23

    1.3.2. Ren Mai 24

    1.3.3. Du Mai 25

    1.3.4. Dai Mai 27

1.4. Ciclo menstrual 28

    1.4.1. Fase menstrual - Fase Xue 30

    1.4.2. Fase post-menstrual - Fase Yin 31

    1.4.3. Fase de la mitad del ciclo (ovulación) - Fase Yang 31

    1.4.4. Fase premenstrual - Fase Qi 32

1.5. La Concepción y el Embarazo 33

CAPÍTULO 2: INFERTILIDAD FEMENINA 36
   2.1. Etiología y Fisiopatología 37
   2.2. Diagnóstico 38
      2.2.1. El Interrogatorio 39
      2.2.2. La palpación y la observación 41
   2.3. Diferenciación de Síndromes 42
      2.3.1. Insuficiencia de Riñón 42
      2.3.2. Estancamiento de Qi de Hígado 48
      2.3.3. Estancamiento de Qi de Corazón 49
      2.3.4. Estasis de Xue 51
      2.3.5. Acumulación de Tan-Humedad 53
      2.3.6. Insuficiencia de Qi y Xue 54
   2.4. Tratamiento integrado 55
      2.4.1. Tratamiento según fases del ciclo menstrual 56
      2.4.1.1. Fase menstrual - Fase Xue 57
      2.4.1.2. Fase posmenstrual - Fase Yin 58
      2.4.1.3. Fase de mitad del ciclo (ovulación) - Fase Yang 59
      2.4.1.4. Fase premenstrual - Fase Qi 61
      2.4.2. Tratamiento según diferenciación de síndromes 64
      2.4.2.1. Insuficiencia Yin y Jing de Riñón 64
      2.4.2.2. Insuficiencia Yang Riñón 68
      2.4.2.3. Estancamiento de Qi de Hígado y Qi de Corazón 72
      2.4.2.4. Estasis de Xue 76
      2.4.2.5. Acumulación Tan-Humedad 81

CAPÍTULO 3: ÓRGANO REPRODUCTOR MASCULINO 90

3.1. Relación con los Meridianos 91

CAPÍTULO 4: INFERTILIDAD MASCULINA 94

4.1. Etiología y Fisiopatología 94

4.2. Diagnóstico 96

    4.2.1. Análisis del líquido seminal 96

    4.2.2. El Interrogatorio (14) 98

4.3. Diferenciación de Síndromes 99

    4.3.1. Insuficiencia Yin y Yang de Riñón 100

    4.3.2. Descenso de Humedad-Calor y acúmulo de Tan-Calor 103

    4.3.3. Estancamiento de Qi y Estasis de Xue 104

4.4. Tratamiento integrado 105

    4.4.1. Insuficiencia Yin y Yang de Riñón 105

    4.4.2. Descenso de Humedad-Calor y Acúmulo de Tan-Calor 115

    4.4.3. Estancamiento de Qi y Estancamiento de Xue 118

5. BIBLIOGRAFÍA 124

INTRODUCIÓN

La infertilidad se define como la incapacidad de concebir de una pareja tras un año sin tomar medidas anticonceptivas y teniendo las funciones reproductivas normales, incluso si ya han tenido hijos o la mujer ha estado embarazada anteriormente, pero no vuelven a lograrlo pasado un año, se considera infertilidad. La mayoría de parejas tardan en concebir un promedio de seis meses, sin embargo, los datos sugieren que alrededor de una de cada seis parejas sufre infertilidad y no tiene hijos (1). Dicho de otro modo, actualmente este trastorno afecta a una proporción muy significativa de la población.

La OMS ha calculado que más del 10% de las mujeres la padecen y que cada vez es más frecuente; no ha mostrado ninguna disminución en los últimos 20 años (2). El ajetreado ritmo de vida, el estrés, las emociones, la presión por conciliar la vida laboral con la familiar, además de los efectos de la contaminación ambiental, son algunas de las causas del continuo aumento de esta patología en mujeres.

En el caso de los hombres, el deterioro medioambiental, la contaminación, la propagación de ETS, tabaquismo o alcoholismo, se han convertido en las causas más importantes que provocan lesión testicular seguida de un descenso de la calidad espermática. Además de diversos tipos de fármacos hormonales, nerviosos o cardiovasculares que disminuyen la capacidad espermatogénica (3).

A nivel mundial podrían contabilizarse entre 50 y 80 millones de personas, aumentando de media a un ritmo de 2 millones de parejas anuales (2), sin contar las parejas que todavía no han intentado tener hijos y no saben que son infértiles. En España se estima que casi un 15% de las parejas en edad reproductiva tienen problemas de esterilidad y existen cerca de un millón de parejas demandantes de asistencia reproductiva (4).

Como se ha expuesto, son muchos los factores que influyen en este trastorno, sin embargo, llevar una vida equilibrada tanto en las dietas, como en el ejercicio físico y mental y en el descanso, es la base para un cuerpo, una mente y un espíritu sano y en armonía.
La infertilidad es una patología que conlleva dificultades físicas en algunos casos, pero sobretodo son las repercusiones psicológicas y sociales las que hacen sufrir a estas parejas. Cabe apuntar que el apoyo de la pareja y de la familia es inestimable durante todo el proceso de tratamiento.

El propósito al realizar este libro ha sido crear una guía práctica que sirva como orientación en la práctica diaria para llevar a cabo el diagnóstico y el tratamiento de la infertilidad. Obviamente para quienes quieran ahondar más en el tema, existen libros en los que se profundiza mucho más sobre la materia. Es importante no perder de vista que este es un campo difícil, dado que la finalidad del tratamiento es el embarazo y si no es así el tratamiento ha fracasado.

>Citando a J. Lyttleton (2009), y completamente de acuerdo con sus palabras (6):
>
>La infertilidad no duele, pero causa sufrimiento. Si podemos aliviar este sufrimiento incrementando las posibilidades de fecundación, estamos realmente haciendo nuestro trabajo. Sin embargo, cuando podemos aliviar el sufrimiento si finalmente la paciente no concibe un hijo, estamos haciendo un trabajo extraordinario.

Como se puede comprobar en la práctica clínica, la realidad es mucho más compleja que la teoría, ya que un síndrome o patrón puede desencadenar otro y puede haber más de uno simultáneamente. Esto puede complicar el diagnóstico y a la vez cambiar los principios terapéuticos que parecen tan obvios cuando están ordenados por síndromes sobre el papel. A partir de aquí, el tratamiento, sobre todo la prescripción de fitoterapia más adecuada para un cuadro clínico complejo se convierte en todo un reto, ya que permite muchas modificaciones para hacerla lo más precisa posible de acuerdo con el principio terapéutico, y esto requiere años de práctica y formación.

Dado que cada paciente es único, los tratamientos integrados de MTC pueden ser de lo más diversos, y no necesariamente han de incluir todos y cada uno de los tipos de tratamientos mencionados. Puede que un cambio en la dieta junto con acupuntura o solamente un tratamiento con prescripciones fitoterápeuticas las pacientes puedan quedarse embarazadas combinándolo (o no) con un tratamiento de inseminación artificial o in vitro, por ejemplo.

Esta guía consta de cuatro capítulos:

- En el *primero*, se expone de manera breve y muy visual un recorrido sobre la fisiología reproductiva femenina y sus relaciones con el ciclo menstrual, los *Zangfu* y los Meridianos Extraordinarios. Comprender el funcionamiento de la fisiología de la mujer, es imprescindible para poder entender los patrones de desarmonía en que se adentrarán en el siguiente capítulo.

- En el *tercer capítulo* se hace una pequeña introducción al sistema reproductor masculino según la MTC y su relación con los meridianos para comprender mejor la fisiología masculina.

- Y el *segundo* y el *cuarto* capítulo se centran por completo en la infertilidad femenina y masculina; respectivamente. En las herramientas necesarias para llevar a cabo un diagnóstico y una diferenciación de síndromes, en los tratamientos con acupuntura y fitoterapia china más adecuados según cada patrón (y momento del ciclo menstrual en el caso de las mujeres), así como también en algunas recomendaciones de dietoterapia y estilo de vida.

CAPÍTULO 1:

ÓRGANO REPRODUCTOR FEMENINO

El Útero, el Órgano donde empieza todo, y cuyas relaciones entre las distintas estructuras, hacen posible la concepción y el embarazo. En este capítulo se explica la fisiología reproductiva de la mujer. Empezando por el Útero o *Bao Gong* en MTC, incluye todos los órganos reproductivos femeninos: útero, ovarios, trompas de Falopio, cérvix y también el eje hipotálamo-hipófisis-ovario para la regulación hormonal (7). Y continuando su relación con los demás *Zangfu* y los meridianos Extraordinarios.

También se expone el ciclo menstrual, dado que la fisiología de la mujer gira alrededor de los ciclos menstruales; la Sangre y el Útero marcan las distintas fases de su vida y es imprescindible conocer su estructura y funcionamiento para poder tratarlas apropiadamente.

Para finalizar el capítulo, se explican de forma concisa los aspectos fundamentales para la concepción y el embarazo, ya que el propósito del ciclo de la Sangre en la mujer, es al fin y al cabo, la procreación.

1.1. El útero - *Bao Gong*

Se clasifica como Órgano Extraordinario, ya que almacena sangre, nutre y guarda al feto durante el embarazo, y también expulsa la menstruación y contribuye al parto. Se relaciona con el Corazón a través de *Bao Mai* (vaso Útero) y con el Riñón a través del *Bao Luo* (canal Útero). Ambos meridianos de unión de *Chong* y *Ren Mai*.

Su principal función consiste en controlar la menstruación y el embarazo, conduciendo a través de ellos la Sangre del Corazón y la Sustancia Basal del Riñón hasta el Útero (8). Debido a esta relación tan estrecha, se puede explicar que si el Corazón o Riñón no pueden realizar sus funciones correctamente con respeto al Útero, esto puede conllevar a la infertilidad. *"Útero, Corazón y Riñón son los elementos básicos de la actividad reproductiva"* (6).

Tal y como se ve en la figura 1.1.A, el *Qi* de Corazón y de Riñón ejercen su influencia sobre *Bao Gong* a través de *Bao Mai* y *Bai Luo*, respectivamente. Esta influencia se describe como la "apertura y el "cierre" del Útero. El Útero se abre en el momento de la ovulación para facilitar la entrada de los espermatozoides y también durante la menstruación para facilitar su expulsión (función que depende de Corazón).

Después de la menstruación, la ovulación y también de la fecundación (para retener al embrión) debe volver a cerrarse (función que depende de Riñón).

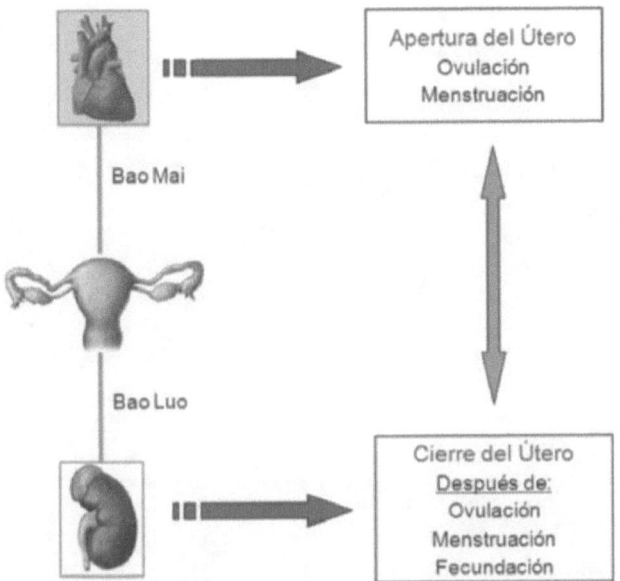

Figura 1.1. Eje Corazón – Útero – Riñón (7)

Además, el Útero tiene una estrecha relación con el Riñón y con los meridianos Ren y *Chong Mai*, ya que ambos se originan en el Riñón y pasan por el Útero. Una menstruación y embarazo normales, dependen del estado de Ren y *Chong Mai*, que a su vez dependen del estado del Riñón.

Si el *Jing* de Riñón es abundante, Ren y *Chong Mai* son fuertes y el Útero estará correctamente provisto de *Qi* y *Xue* y la menstruación y el embarazo se desarrollaran correctamente. Pero si el *Jing* es débil, el Útero no tendrá *Qi* y *Xue* suficiente, produciendo menstruaciones irregulares, amenorrea, infertilidad o abortos repetidos (4). Las relaciones entre el Útero, las Sustancias Vitales y los meridianos *Chong* y *Ren Mai* especialmente, son muy importantes para el buen funcionamiento del Útero (véase figura 1.2.)

Infertilidad y Medicina China

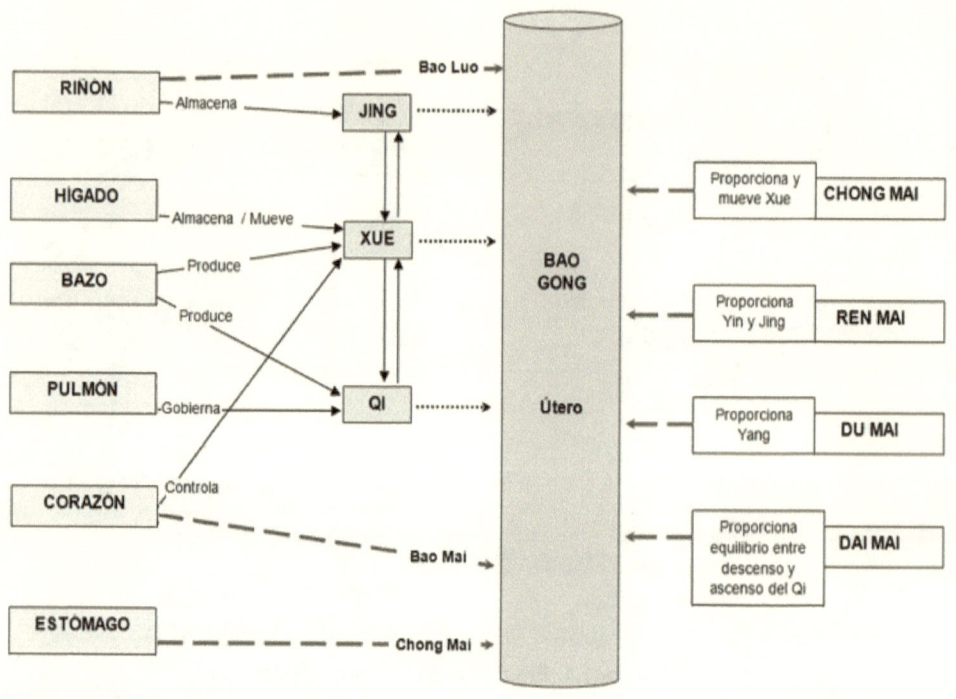

Figura 1.2. Relación entre ZangFu, sustancias vitales, meridianos extraordinarios y Útero

1.2. Relación con *ZangFu*

1.2.1. Riñón

El Riñón es "la pieza esencial" en la reproducción, ya que almacena el *Jing*, base para la formación del *Tian Gui* (véase apartado 1.4. Ciclo menstrual) gracias a la cual se formará la Sangre menstrual. La Sangre menstrual tiene su origen en el *Yin* de Riñón con la participación del *Yang* de Corazón.

El *Jing* desempeña una función clave en todas las fases de la fisiología femenina (pubertad, embarazo, menopausia). La relación entre el *Jing* y la Sangre es muy importante ya que la Sangre ayuda a crear *Jing* postnatal y el *Jing* ayuda a crear Sangre. El Riñón también influye en la libido y en la función sexual (9). El fuego de *Mingmen*, principio del *Yang* de Riñón, además de calentar el Útero para que pueda realizar correctamente sus funciones, es el origen de *Ren Mai*, *Du Mai* y *Chong Mai*.

Está conectado al Útero a través de *Bao Luo*, y es el encargado del cierre del Útero después de la menstruación, la ovulación y la fecundación. Si el Riñón no puede llevar a cabo esta función correctamente, pueden producirse abortos espontáneos.

Por otra parte, la afectación del fuego de Mingmen afecta a la menstruación y, por tanto, a la fertilidad. En una insuficiencia de Mingmen si el Útero no se calienta y se bloquea por el Frío esto puede producir infertilidad, dismenorrea o disminución de la libido. O por el contrario, si hubiere un exceso de Fuego y la sangre del Útero se calienta demasiado, provocaría menorragia, abortos espontáneos o infertilidad, por ejemplo (7).

1.2.2. Corazón

El Corazón se define como "*el jefe de todas las Vísceras*" (9). Gobierna la Sangre (controla la Sangre, el sistema circulatorio y proporciona sangre al Útero), y por tanto influye en la menstruación.

Alberga al *Shen* y debido a ello los cambios del *Shen*, aunque puedan ser sutiles son muy poderosos y tienen influencia sobre el ciclo menstrual y el embarazo.

Está conectado al Útero a través del meridiano *Bao Mai* y es el encargado de la apertura del Útero en el momento de la menstruación y la ovulación. El Corazón desempeña una función importante en la aparición de la ovulación ya que si el *Qi* de Corazón no fluye con normalidad y se bloquea o estanca, y no puede realizar dicha función, no se produce la ovulación y tampoco se eliminará correctamente la menstruación.

El Fuego de Corazón puede provocar una apertura forzada del Útero en momentos inadecuados, esto se puede observar en casos de abortos espontáneos a causa de un shock emocional o debido a situaciones de mucho estrés.

1.2.3. Hígado

Realiza una función clave en todos los acontecimientos relacionados con la ovulación y la menstruación. Es el almacén de la Sangre. Proporciona Sangre que se almacenará en el Útero para que tenga lugar la menstruación. Es el responsable del movimiento suave del *Qi* y de mantener libres las vías de paso para la correcta circulación por los *Jingluo*, para que la menstruación se produzca sin dificultades.

1.2.4. Bazo

El Bazo es la fuente de *Qi* y *Xue*, y junto con el Hígado contribuyen a la reproducción y la fertilidad influyendo en la nutrición del Útero; produciendo *Xue*, y almacenándola y moviéndola, respectivamente. Controla la circulación de la sangre en los vasos, evitando el sangrado excesivo o menorragia. Y mantiene a los *Zangfu* en su sitio (control del ascenso), evitando el prolapso de Útero o de Vejiga (10).

1.2.5. Pulmón

Su función es menos directa que la de los demás Órganos, pero también influye ya que el *Qi* de Pulmón contribuye en la formación de *Xue* (10).

1.2.6. Estómago

Se relaciona con el Útero a través del meridiano *Chong Mai*, que atraviesa el meridiano de Estómago en *E30-Qichong*. Además, tiene relación directa con la lactancia ya que el meridiano pasa por las mamas y la leche procede de la transformación de *Xue* menstrual a través de *Chong Mai*, por el aporte de *Qi* del Cielo Posterior (función de Bazo-Estómago) (7).

La relación entre ambos se puede observar fácilmente durante el embarazo, con las náuseas o vómitos matutinos que sufren algunas embarazadas debido a la afectación del Estómago por los cambios que sufre el Útero (8).

1.3. Relación con Meridianos Extraordinarios

1.3.1. Chong Mai

Se le denomina el Mar de la Sangre ya que regula el flujo menstrual. Regula *Qi* y *Xue* de los 12 meridianos principales (Mar de los 12 meridianos principales). Regula el ascenso y descenso del *Qi* en todo el organismo. Es muy importante en todo tipo de trastornos ginecológicos, pues abastece de Sangre al Útero y regula su circulación. Se relaciona principalmente con el Riñón, el Útero, el Estómago y *Ren Mai* (véase su recorrido en la figura 1.3.1) (11).

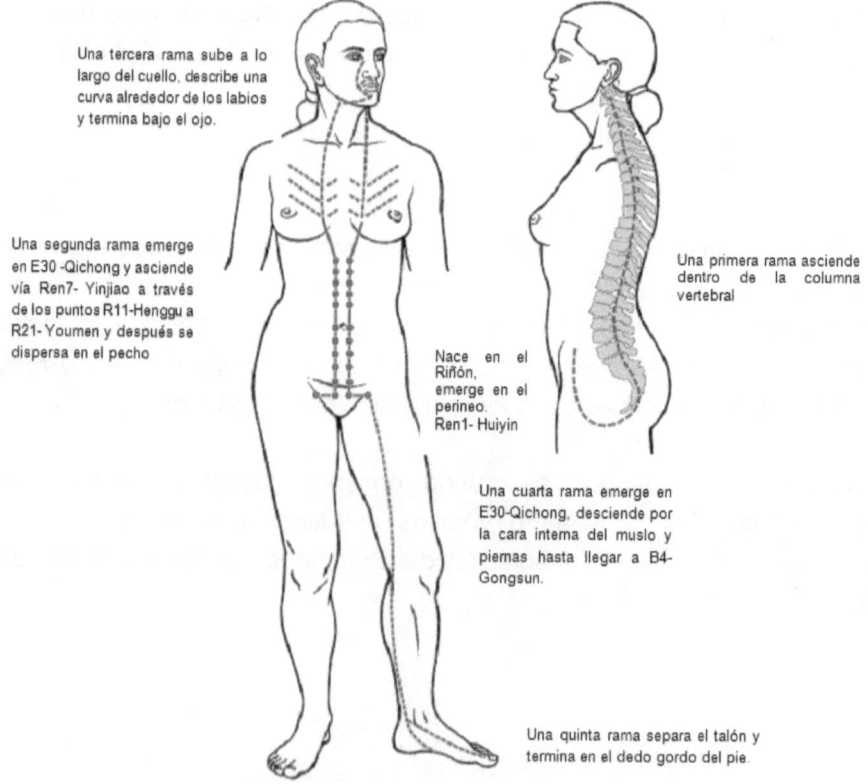

Figura 1.3. Recorrido del Meridiano de *Chong Mai* (12)

1.3.2. Ren Mai

Se le denomina, Mar de los meridianos *Yin* y proporciona sustancias *Yin* al Útero (*Jing*, *Yin* y *Jinye*). Por lo tanto de su función depende la menstruación, la fertilidad y la concepción de la mujer, así como el mantenimiento y cuidado del embrión y del feto en el embarazo. Como se ha comentado en el apartado sobre el Útero, *Ren Mai* depende del correcto funcionamiento del Riñón para llevar a cabo dichas funciones.

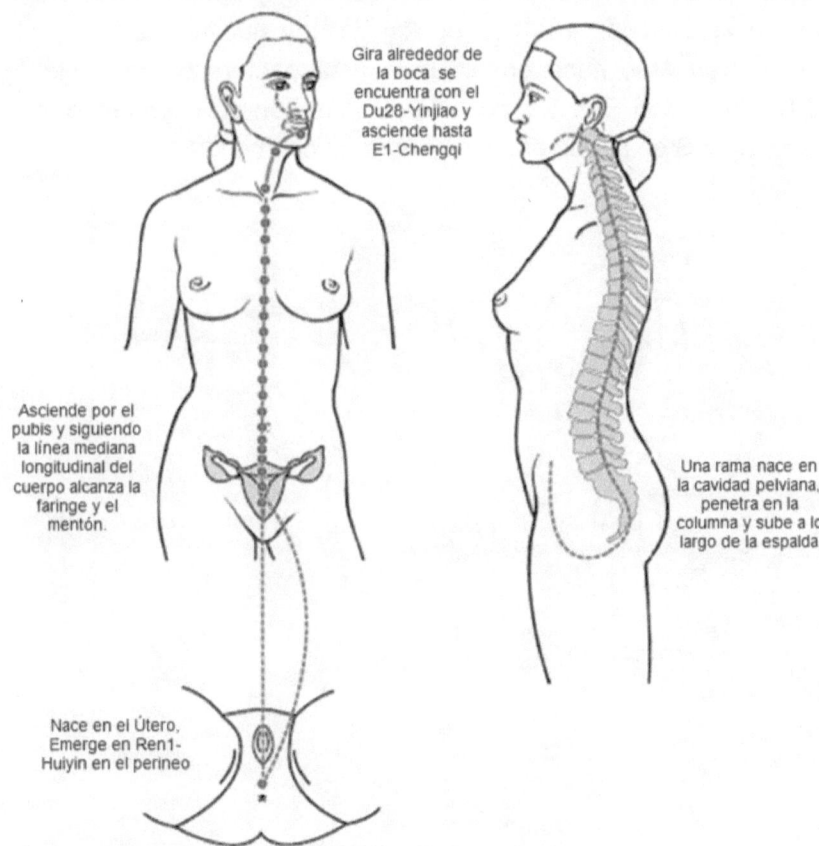

Figura 1.4. Recorrido del Meridiano de *Ren Mai* (12)

Como puede verse en la figura 1.3.2., el recorrido del meridiano hace más que evidente la relación con el Útero, ya que es su lugar de origen y con *Chong Mai*, pues ambos emergen en *Ren1-HuiYin* y tiene una rama que penetra en la columna vertebral y sube por la espalda (11).

1.3.3. Du Mai

Se le denomina el Mar de los meridianos *Yang* y aporta la energía *Yang* necesaria al Útero para la concepción de una nueva vida. Al igual que *Chong* y *Ren Mai*, nace en el Útero (véase el recorrido en la figura 1.3.3.A). Junto con *Ren Mai* conecta el Útero con el Riñón como muestra la figura 1.3.3.B en la primera y tercera rama del meridiano (11).

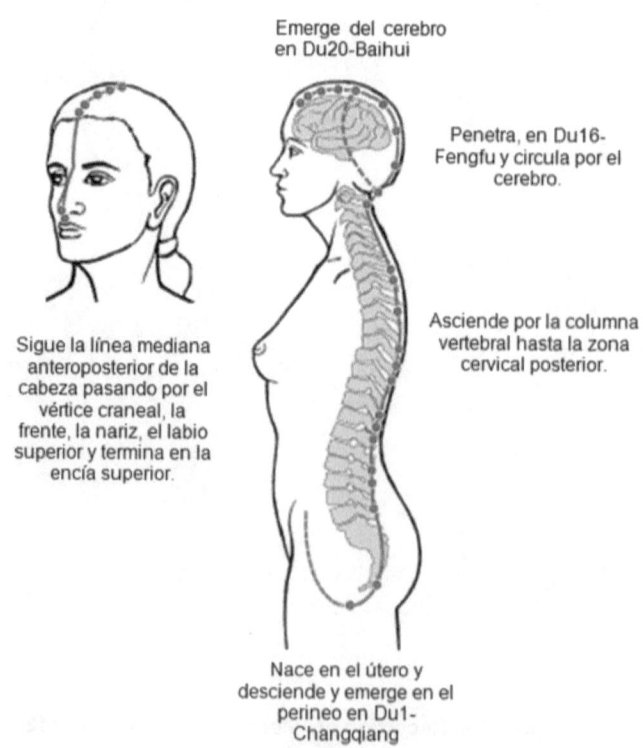

Figura 1.5. Recorrido del Meridiano de *Du Mai* (12)

Infertilidad y Medicina China

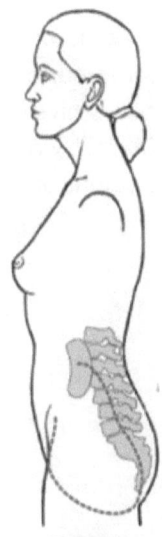 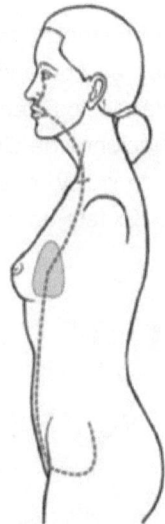 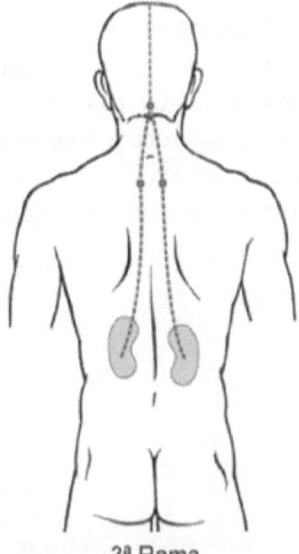

1ª Rama

Nace en el bajo vientre. Desciende hacia el perineo y rodea al ano. Sube por la columna vertebral y penetra en el Riñón.

2ª Rama

Nace en el bajo vientre. Rodea los genitales. Pasa por el ombligo, el Corazón y la faringe. Sigue ascendiendo hacia la boca, rodea los labios y termina en el centro de la zona infraorbitaria.

3ª Rama

Nace en el canto interno del ojo. Sigue el meridiano de Vejiga por el lateral de la frente. Las ramas bilaterales se reúnen en el vértex y penetran en el cerebro. Se reunifica en la base del occipital y se divide a nivel de la 2ª vertebral dorsal de nuevo a cada lado de la columna hasta llegar al Riñón.

Figura 1.6. Recorrido de las tres ramas de *Du Mai* (12)

1.3.4. Dai Mai

Es el único meridiano de circulación horizontal; rodea al cuerpo como un cinturón (véase figura 1.5). Su función es comunicar y armonizar la parte superior e inferior del cuerpo, regulando los demás meridianos. A nivel ginecológico ayuda a coordinar las funciones de Chong, Ren y *Du Mai*, y a mantener el equilibrio entre el ascenso y descenso del *Qi*, función imprescindible para el mantenimiento del feto en el Útero (11).

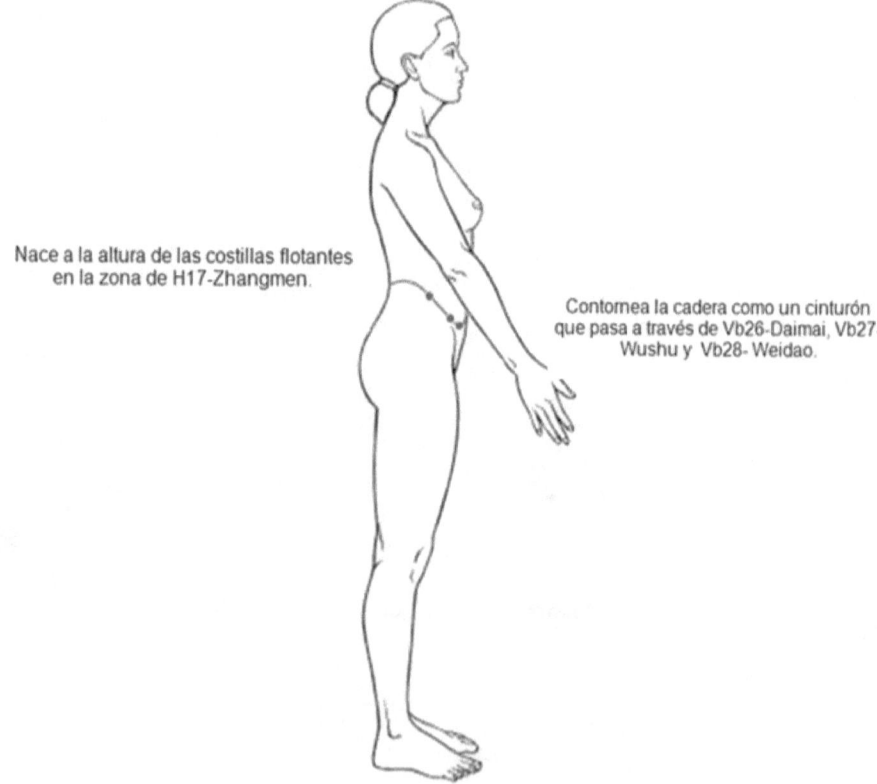

Figura 1.7. Recorrido del Meridiano de *Dai Mai* (12)

1.4. Ciclo menstrual

En la mujer, el ciclo del *Jing* tiene una duración de 7 años y es durante el segundo ciclo, sobre los 14 años de edad que se produce el aumento de la energía del Riñón y aparece el primer ciclo menstrual. La menstruación corresponde a un llenado progresivo del Útero y a su descarga periódica, lo que implica la existencia de ciclos regulares que pueden compararse con el ciclo lunar.

Para que la menstruación suceda y se lleve a cabo la concepción, el *Qi* de Riñón debe ser exuberante, *Ren Mai* debe fluir libremente, y *Chong Mai* debe llenarse con plenitud. Todo este proceso depende de la acción conjunta del *Tian Gui*, de los *Zangfu*, de *Qi* y *Xue* y de los *Jingluo*.

El término *Tian Gui* designa el factor sexual fisiológico que estimula el crecimiento, el desarrollo y la reproducción del cuerpo, siendo indispensable para el ciclo menstrual y el embarazo.

Se origina en el *Jing* Prenatal y se nutre con el *Jing* Posnatal hasta llegar a su madurez y plenitud, alrededor de los 14 años (menarquía); posteriormente va debilitándose hasta los 44-49 años y finalmente desaparece (menopausia) (10).

En la siguiente tabla se pueden ver de forma resumida las características del ciclo menstrual fisiológico (7):

Ciclo menstrual fisiológico	
Duración del ciclo menstrual	≈28 días. Entre 21 – 36 días.
Duración de la menstruación	3 – 5 días, sin sobrepasar los 7 días.
Cantidad de flujo menstrual	50 – 100 ml.
Color del flujo menstrual	Inicio rojo claro, se va oscureciendo y se vuelve rosado al final.
Calidad de la flujo menstrual	No muy clara ni muy espesa, no condensada, ni coágulos.

Tabla 1.1. Ciclo Menstrual Fisiológico (7)

El ciclo menstrual está compuesto por 4 fases de aproximadamente 7 días que, dependen y reflejan el ascenso y descenso del *Yin* y del *Yang*. Si el *Yin* y el *Yang* se mantienen constantemente en equilibrio, la mujer será fértil (6).

Es importante conocer la fisiología de cada etapa, ya que cada una les brinda una oportunidad para poder aplicar un principio terapéutico basado en las distintas necesidades que el ciclo conlleva.

1.4.1. Fase menstrual - Fase Xue

Días 1-5. Empieza el día 1 de la menstruación y es el momento en que el *Yang* alcanza su cumbre (niveles bajos de estrógenos y progesterona, según MO y eliminación del revestimiento uterino no utilizado) y en que el *Yin* inicia su crecimiento (el ovario inicia la maduración de más óvulos).

> El **día 1** de la menstruación, el meridiano *Chong Mai* empieza a vaciarse y el *Qi* de *Ren Mai* dirige el flujo de *Xue* en dirección descendente, hacia el cérvix. La cantidad y calidad del flujo menstrual aporta una información muy valiosa para poder realizar el diagnóstico y en caso de ser patológico, determinar el principio terapéutico y el tratamiento. Por ejemplo, la presencia de coágulos indican que el *Qi* y la *Xue* no fluyen correctamente; que hay estancamiento. En esta fase la función de Hígado de libre circulación de *Qi* y *Xue* es primordial, promoviendo el movimiento de *Xue* si hay amenorrea o deteniéndolo (hemostasis) si hay metrorragia o menorragia (10).

> Durante los **días 2 y 3** del período, *Chong Mai* se vacía y se reinicia el ciclo de generación de *Yin* y *Xue* hasta que éste meridiano se vuelve a llenar completamente (reconstitución del endometrio). Mediante la libre circulación del *Qi* de Hígado como principio terapéutico en esta fase, se facilitaría y estimularía la descamación del endometrio, la eliminación del flujo menstrual y la regulación de *Chong Mai* (6).

> Durante los **días 4 y 5,** se va completando la regeneración del endometrio. Por lo general el día 5, la menstruación ha llegado a su fin y el endometrio ya ha completado su regeneración. Chong Mai y Ren Mai se llenan progresivamente.

1.4.2. Fase post-menstrual - Fase Yin

Días 6-12. Cuando la menstruación llega a su fin, la Sangre empieza a aumentar progresivamente. El organismo empieza a producir y transformar más *Xue* y *Yin* para reponer la insuficiencia relativa que la menstruación ha producido (en MO aumenta la producción de FSH, LH y estrógenos). Por lo tanto es el mejor momento para tonificar *Xue*, *Yin* de Hígado y *Yin* y *Jing* Riñón.

En esta fase, el crecimiento de *Yin* y *Xue* progresivo se hace patente a través de la remodelación del endometrio, ya que *Yin* y *Xue* están llenando *Chong* y *Ren Mai*.

Sobre el día 7, la proliferación del endometrio, con el incremento de su grosor, de la densidad de los vasos sanguíneos, de las células y de los folículos; fase folicular según la MO, refleja el llenado de *Chong Mai*. En este momento también pueden tonificar *Chong* con puntos de su meridiano y utilizando materias tonificantes de *Xue* y reguladoras de *Xue* y *Qi* para potenciar la circulación a través de los nuevos tejidos y vasos sanguíneos que se están formando en el endometrio (6).

1.4.3. Fase de la mitad del ciclo (ovulación) - Fase Yang

Días 13-19. En esta fase *Xue* y *Yin* ya han llenado *Chong* y *Ren Mai*, con lo cual la Sangre ya ha sido restablecida. Dado que el *Yin* ha alcanzado la cumbre, empieza a convertirse en *Yang*, en MO se relaciona con la ovulación y el consiguiente aumento de la temperatura basal (se libera el óvulo y se produce progesterona).

En este período es necesario que el *Yang* empiece a crecer para poder calentar e impulsar la fase de ovulación. Si el *Yang* de Riñón estuviera en Insuficiencia, habría que tonificarlo.

Por ejemplo, en situaciones con Insuficiencia de *Yang*, la superficie del endometrio puede ser demasiado Húmeda y resbaladiza para que el feto pueda sujetarse.

Por otra parte, el Corazón, a través del meridiano *Bao Mai*, ha de mantener abierto el Útero para que se pueda liberar el óvulo y puedan llegar los espermatozoides. Si esta acción no se lleva a cabo correctamente, la ovulación no puede producirse y por ende, tampoco la fecundación.

Para favorecer la ovulación, es imprescindible la tonificación del *Jing* de Riñón, (el *Jing* es el potencial para el desarrollo del gameto) y también es buen momento para tonificar Hígado y *Yin* y *Yang* de Riñón (6).

1.4.4. Fase premenstrual - Fase Qi

Días 20-28. Si no se ha producido la fecundación del óvulo en la fase anterior, el ciclo continúa con el ascenso del *Yang Qi* y el movimiento del *Qi* de Hígado para preparar la menstruación.

Desde el inicio de esta etapa hasta la llegada de la menstruación, el *Qi* de Corazón ha de descender *Xue* hasta el Útero, y el Hígado ha de mantener libre sus vías para no entorpecer el descenso y el movimiento.

Si esta función no se realiza correctamente, pueden aparecer ciclos irregulares, dismenorrea, dolor abdominal o mamario, etc.

Por otro lado, si el Hígado está en exceso y ataca al Bazo y este no puede contener a la Sangre, puede aparecer menstruación excesiva o avanzada.

Por lo tanto, es clave activar la circulación de *Qi* para que no haya bloqueo de Hígado, ni ataque de Madera a Tierra, favoreciendo así la llegada de la menstruación. También es buen momento para tonificar el *Yang* si está en Insuficiencia.

Al finalizar esta etapa, concluye la secreción de progesterona, desciende bruscamente la temperatura basal, el endometrio se desintegra y se produce la menstruación; y el ciclo vuelve a empezar (6).

1.5. La Concepción y el Embarazo

Para que pueda llevarse a cabo la concepción, igual que se ha comentado en el apartado anterior, debe haber abundancia de *Xue*, *Jing* y *Qi* de Riñón, Ren y *Chong Mai* deben tener una correcta circulación y *Chong Mai* debe estar en plenitud. El *Yin* y el *Yang* han de estar en equilibrio; en la fase *Yin* ha de haber un aporte abundante de *Xue* y *Jing* y en la *Yang* un aporte de Fuego de *Mingmen*. Además de las funciones correctas de Hígado y Riñón (10).

Cuando se produce el embarazo, cesa la menstruación y las funciones de Ren y *Chong Mai*, al igual que la transformación de *Yin* y *Yang* varían. Al no producirse el menstruo, la cantidad de *Yin*, *Xue* y *Jinye* aumentan y el Fuego Ministro se acumula aumentando el Calor. Además, la Sangre no empleada en el ciclo se utiliza para nutrir el cuerpo de la madre y del feto.

Dado que el embarazo demanda *Qi* y *Jing* de Riñón para nutrir al feto, la Sangre es transformada en *Jing* para contribuir a las nuevas necesidades. Después del parto, la función de la Sangre vuelve a cambiar y pasa a transformarse en leche para que se produzca la lactancia, desplazándose así del *Jiao* Inferior al Superior (7).

En cuanto a los cuidados prenatales, las mujeres embarazadas deberían evitar trabajar en exceso, la exposición al frío y la humedad, así como las emociones excesivas (especialmente las preocupaciones, la ira y el miedo), el alcohol y el ejercicio y las relaciones sexuales en exceso. Y deberían realizar ejercicios suaves y comer equilibradamente para mantenerse sanas y en forma antes, durante y después del parto.

Una vida equilibrada, ayuda a reducir las molestias durante el embarazo, beneficia al parto y a la recuperación, y por supuesto, beneficia a tener un bebé más sano (13).

CAPÍTULO 2:

INFERTILIDAD FEMENINA

En el siguiente capítulo, se exponen la etiología y fisiopatología de la infertilidad femenina. Para luego, dar paso al diagnóstico, con las preguntas más importantes que se deberían realizar en la entrevista, y la importancia de los cuatro métodos diagnósticos para poder definir con máxima precisión el patrón de desarmonía de la paciente.

A partir de aquí, en el apartado que sigue se exponen los diversos Síndromes y por último el tratamiento integrado con acupuntura, fitoterapia china y dietoterapia para cada uno de ellos, así como algunas recomendaciones sobre el estilo de vida.

2.1. Etiología y Fisiopatología

Las causas de la infertilidad femenina y su repercusión en el organismo, tal como puede verse en la tabla 2.1, son diversas. Pueden presentarse más de una de forma simultáneamente o bien que un síndrome desencadene otro.

Etiología	Fisiopatología
Debilidad congénita	Insuficiencia Jing de Riñón
Exceso de trabajo. Falta de descanso	Insuficiencia de Yin de Riñón que produzca Insuficiencia de Xue de Útero
Exceso de ejercicio físico	Insuficiencia de Yang Qi de Riñón y Bazo
Exceso de actividad sexual	Insuficiencia de Yin de Riñón y de Chong Mai
Ataque de Factores Patógenos (sobre todo durante la menstruación)	Ataque por Frío o exposición a la Humedad. Obstrucción de Chong Mai y Útero por acumulación de Frío Interno
Alimentación inadecuada	Exceso de consumo de alimentos de naturaleza fría, helados, lácteos y alimentos grasos. Acumulación de Humedad en el Jiao Inferior.

Tabla 2.1. Etiología y Fisiopatología de la Infertilidad Femenina (10)

2.2. Diagnóstico

El diagnóstico es el primer paso y el más complejo que deben realizar para poder efectuar la aplicación del tratamiento correspondiente. Debe realizarse con detalle y precisión, lo que implica el análisis de todos los aspectos del ciclo menstrual y del historial médico de la paciente.

En referencia a la realización del diagnóstico, de acuerdo con J. Lyttelton, 2009 (6):

> No es frecuente que las pacientes que atendemos en nuestras consultas muestren las características típicas que se recogen en los libros de texto. La mayor parte de las mujeres atendidas (...) han sido sometidas a numerosas pruebas diagnósticas y tratamientos (algunos de ellos muy invasivos) que han complicado considerablemente el cuadro clínico (...) Con el tiempo y la experiencia, el médico especializado en MTC aprende a detectar los aspectos más relevantes y a ignorar los irrelevantes, hasta que establece un diagnóstico y plan de acción.

El interrogatorio sobre el ciclo menstrual es imprescindible. Todo lo referente a la menstruación, a la parte media del ciclo y a las sensaciones que perciben las pacientes en los ovarios, las mamas o los genitales, ofrece una información excelente para establecer el diagnóstico. Si además la paciente lleva un registro de su temperatura corporal basal, aunque esta técnica no sea de MTC, les puede dar información en lo referente al *Yin* y *Yang* de Riñón y al *Qi* de Hígado y Corazón (3,11).

En conclusión, al poner en conjunto todos los detalles importantes de la historia clínica y después de la evaluación de los cuatro métodos de diagnóstico (observación, audición y olfacción, interrogación y palpación), las piezas del puzle forman generalmente una imagen que se acerca a los síndromes que se desarrollaran en el siguiente apartado (véase apartado 2.3. Diferenciación de Síndromes).

2.2.1. El Interrogatorio

A. Sobre la fase menstrual: La menstruación les ofrece una información concreta sobre el funcionamiento del sistema reproductor. Las preguntas que deben realizar serían las siguientes:

> - ¿Cuándo?: Menarquía. Regularidad y duración del ciclo (retrasada, adelantada, irregular o duración normal).
> - ¿Cuánto tiempo? ¿La duración de la menstruación es breve, prolongada o normal?
> - ¿Cuánta cantidad? ¿El flujo es intenso, medio o escaso?
> - ¿Cómo es? ¿Sangre de color rojo brillante, rojo oscuro, morado, con material mucoso o con coágulos?
> - ¿Cómo lo siente?: ¿Presenta dismenorrea, dolor abdominal, lumbalgia, dolor sordo o agudo durante la menstruación? ¿Presenta dolor antes o después de la menstruación? (6)

Con estos datos pueden determinar los aspectos del diagnóstico relacionados con Insuficiencia de *Xue*, Útero Frío, Insuficiencia *Yang* o *Yin* de Riñón, Insuficiencia de *Qi* de Bazo, estancamiento de *Qi* de Hígado, Calor en *Xue*, estasis de *Xue*...

B. Sobre la fase de ovulación: En esta fase las glándulas del cérvix producen un flujo viscoso, denominado moco cervical o moco fértil. Conocer las características del moco fértil es importante ya que marca el inicio de la ovulación (puede que algunas mujeres no hayan prestado atención a este hecho, en este caso se les pedirá que presten atención a estos cambios).

> - ¿Cuándo se produce el moco cervical? ¿El día 14 del ciclo, antes o después de ese día?

- ➢ ¿Cuánto tiempo dura? ¿El moco cervical es evidente durante varios días o solamente unas pocas horas?
- ➢ ¿Cuánta cantidad? ¿Es abundante o escaso y de difícil detección?
- ➢ ¿Cómo es su color, consistencia y olor? ¿Elástico o espeso, transparente u opaco, sin olor o con mal olor?
- ➢ ¿Cómo lo siente? ¿Presenta dolor o molestias abdominales, ováricas, mamarias o genitales?

  - ✓ **Dolor ovárico:** Algunas mujeres sienten dolor durante la ovulación en uno o ambos ovarios. El dolor se suele percibir antes de la liberación del óvulo; lo que indica el momento de mayor fertilidad para la realización del coito.
    Si la paciente siente un dolor muy intenso indicará un bloqueo de *Qi* de Hígado y habrá que desbloquear el *Qi* de Hígado para aliviar el dolor.

  - ✓ **Dolor mamario:** Si la paciente siente dolor en las mama durante la ovulación, es posible que el *Qi* de Hígado no fluya libremente y esté estancado. En dicho caso, habrá que desbloquear el *Qi* de Hígado para potenciar el libre movimiento del *Qi*.

  - ✓ **Molestias genitales:** Si durante la ovulación la paciente siente hinchazón o tumefacción en la región vulvar, puede indicar una Insuficiencia de *Qi* de Bazo. En este caso, habría que tonificar el *Qi* de Bazo para remediar la molestia.

Con estos datos pueden conocer la calidad del *Yin* y del movimiento del *Qi* y de si se está desarrollando correctamente la fase de ovulación (10).

C. Otras preguntas relevantes (14):

- ¿Ha tenido embarazos, partos o abortos previos?
- ¿Presenta metrorragia (pérdida sanguínea no menstrual procedente de la cavidad uterina)?
- ¿Presenta cefalea durante o después de la menstruación?
- ¿Presenta estreñimiento durante o después de la menstruación?
- ¿Presenta insomnio durante la menstruación?
- ¿Presenta síntomas premenstruales?

2.2.2. La palpación y la observación

La palpación del pulso y la observación de la lengua son dos métodos diagnósticos que aportan mucha información sobre el funcionamiento del organismo.

Además del pulso, se debería palpar la piel y los músculos (temperatura, textura, hidratación, sudoración, edema), el abdomen (flexibilidad, solidez, masas, dolor) y observar a la paciente (cara, labios, pelo, cuerpo,...) para tener una visión global y más aspectos a evaluar para realizar un diagnóstico preciso (3,11).

2.3. Diferenciación de síndromes

En este apartado se van a tratar los distintos cuadros clínicos que causan infertilidad femenina:

- Insuficiencia de *Jing*, *Yin* y *Yang* de Riñón.
- Estancamiento de *Qi* de Hígado y *Qi* de Corazón.
- Estasis de Sangre.
- Acumulación de Tan-Humedad.
- Insuficiencia de *Qi* y Sangre.

Cabe mencionar que son de carácter general y que en el momento de establecer un diagnóstico, no todas las pacientes van a presentar todos y cada uno de los signos y síntomas que se recogen en cada Síndrome.

2.3.1. Insuficiencia de Riñón

La causa más frecuente de la infertilidad es la Insuficiencia de Riñón, ya sea de *Jing*, *Yin* o *Yang* de Riñón (véase tabla apartado 2.1. Etiología y fisiopatología).

La sintomatología general que pueden presentar las pacientes con una Insuficiencia de Riñón es la siguiente (15):
- Debilidad o dolor lumbar y de rodillas.
- Falta de vigor y de ánimo.
- Acúfenos, hipoacusia.
- Canas y caída del cabello prematura.
- Dentadura débil.
- Edema.
- Trastornos de la micción y la defecación.
- Ojeras o color oscuro en los párpados.

2.3.1.1. Insuficiencia de Jing de Riñón

La Insuficiencia de *Jing* puede ser debida a los siguientes aspectos (15):
- Deficiencia congénita
- Edad avanzada
- Enfermedad crónica
- Excesos sexuales
- Situación de shock o susto muy fuerte
- Estrés extremo
- Ayuno prolongado

Además de los síntomas de la insuficiencia renal, en los casos de Insuficiencia de *Jing*, se puede presentar la siguiente sintomatología (6, 14):
- Malformaciones en los órganos reproductivos.
- Desarrollo escaso de los caracteres sexuales secundarios (p. ej., desarrollo mamario insuficiente).
- Ovarios con una función insuficiente.
- Pubertad retrasada y ovulación errática.
- Disminución de la libido.
- Problemas de memoria.
- Moco fértil: Frecuentemente no se observa.
- Pulso: Débil y filiforme. Flotante o vacío.
- Lengua: Pálida o roja y pelada.

2.3.1.2. Insuficiencia de Yin de Riñón

La insuficiencia de *Yin* de Riñón es una causa de infertilidad cada vez más habitual. Se puede observar en mujeres más mayores que han llevado a cabo actividad física y/o mental excesiva, sin descanso y de forma prolongada; agotando así el *Yin* de Riñón (6). Otras causas pueden ser (15):

- Enfermedades crónicas.
- Desequilibrios psíquicos que producen Fuego y agotan *Yin*.
- Pérdida de Sangre y Líquidos Orgánicos.
- Exceso de actividad sexual.
- Dormir poco.
- Alimentación pobre, desequilibrada o ingesta excesiva de alimentos de naturaleza caliente.

La sintomatología que puede presentar una paciente con este Síndrome podría ser la siguiente (6,10,14):

- Inquietud o ansiedad (incluso palpitaciones).
- Insomnio. Dificultades para mantener un sueño reparador.
- Sudor nocturno. Calor en los 5 corazones con opresión torácica.
- Sofocos frecuentes. Heces secas.
- Garganta y boca seca. Necesidad de beber líquidos con frecuencia.
- Agujetas lumbares y de rodillas. Pómulos rojos. Orina escasa y oscura.
- Vértigos con acúfenos. Mareos. Mala memoria.
- Amenorrea, flujo escaso. O flujo abundante de color rojo vivo.
- Ciclo menstrual corto.
- Metrorragia.

> Moco fértil: Cantidad escasa. Además la lubricación vaginal es insuficiente.
> Lengua: Roja, seca y con poca capa o sin capa.
> Pulso: Filiforme y rápido. Flotante y vacío. Rápido.

A menudo, estas mujeres pueden estar bastante delgadas y presentar sequedad en la piel o el cabello debido a la ausencia hidratante del *Yin* sobre el cuerpo, lo que da lugar a un exceso relativo de *Yang* que se expresa en forma de Calor o Sequedad. Al estar el *Yin* deficiente, la Sangre puede estar también en Insuficiencia, de ahí la amenorrea o el flujo menstrual escaso.

Por otro lado, la influencia del Calor por Insuficiencia sobre la Sangre, puede dar lugar a menstruaciones de sangre abundante y viva.

2.3.1.3. Insuficiencia de Yang de Riñón

La insuficiencia de *Yang* de Riñón puede reflejar una predisposición de carácter congénito o bien puede estar causada por (10, 14):

> Lesión corporal por Frío.
> Sobrecarga física excesiva.
> Problemas crónicos de Insuficiencia de *Yin* o *Qi* o estancamiento de *Qi* de Hígado o Corazón.
> Exceso de relaciones sexuales.
> Alimentación: Consumo excesivo de alimentos o líquidos Fríos.
> Acumulación de Humedad prolongada.

Debido a la Insuficiencia *Yang* de Riñón los Líquidos Orgánicos no son metabolizados de forma efectiva y puede aparecer edema. Generalmente, el metabolismo se enlentece y las mujeres tienen facilidad para ganar peso y dificultades para perderlo. Las pacientes con esta deficiencia frecuentemente muestran la siguiente sintomatología (10, 14):

- Hinchazón o sobrepeso. Edema inferior.
- Apatía, fatiga en general.
- Letargo.
- Disminución de la libido y de la motivación en general.
- Aversión generalizada al frío (Síndrome de Útero Frío).
- Frío en la espalda y extremidades (sobre todo las inferiores).
- Lumbalgia acompañada en ocasiones de dolor en rodillas y piernas que empeora con el Frío.
- Orina clara y abundante.
- Diarrea matutina crónica con alimentos no digeridos.
- Diarrea y lumbalgia inmediatamente antes o al inicio de la menstruación.
- Menstruación retrasada
- Dismenorrea (el *Yang* insuficiente no mueve el flujo de sangre).
- Amenorrea o menstruación persistente. Flujo menstrual escaso y pálido.
- Flujo vaginal claro.
- Pulso: Lento, profundo y filiforme.
- Lengua: Pálida e hinchada. Capa blanca

2.3.1.4. Insuficiencia conjunta de Yin y Yang de Riñón

Frecuentemente, *Yin* y *Yang* de Riñón se encuentran en Insuficiencia. En estos casos no suele aparecer un exceso relativo ni de *Yin* ni de *Yang*, ya que ambas Insuficiencias se compensan. Aunque a veces puede haber una mezcla confusa de ambos Síndromes (p.ej., Calor en los 5 corazones y lengua pálida e hinchada).

Sintomatología de Insuficiencia *Yang* de Riñón (véanse más síntomas en el apartado 2.3.1.3):

- Hinchazón o sobrepeso. Edema inferior.
- Apatía, fatiga en general.
- Disminución de la libido y de la motivación en general.
- Aversión generalizada al frío (Síndrome de Útero Frío).
- Frío en la espalda y extremidades (sobre todo las inferiores).
- Orina clara y abundante.
- Diarrea y lumbalgia inmediatamente antes o al inicio de la menstruación.
- Menstruación retrasada, dismenorrea, amenorrea
- Flujo vaginal claro.
- Pulso: Lento, profundo y filiforme.
- Lengua: Pálida e hinchada. Capa blanca

Sintomatología de Insuficiencia *Yin* de Riñón (véanse más síntomas en el apartado 2.3.1.2):

- Inquietud, ansiedad. Insomnio. Sudor nocturno. Calor en los 5 corazones.
- Sofocos frecuentes. Heces secas. Garganta y boca seca.
- Amenorrea, flujo escaso. O flujo abundante de color rojo vivo.
- Ciclo menstrual corto, metrorragia.

- Moco fértil: Cantidad escasa. Lubricación vaginal insuficiente.
- Lengua: Roja, seca y con poca capa o sin capa.
- Pulso: Filiforme y rápido. Flotante y vacío. Rápido.

Este patrón es más habitual cuando la paciente presenta los siguientes aspectos (6):

- Tiene 30 o más años de edad.
- Muestra una sintomatología escasa o nula de Insuficiencia de Riñón, aparte de la infertilidad.
- No presenta ninguna otra razón conocida que explique su infertilidad incluyendo patologías según MO (p.ej., bloqueo de las trompas).

2.3.2. Estancamiento de Qi de Hígado

La alteración del *Qi* de Hígado es una causa muy habitual de las patologías ginecológicas. Las emociones y el estrés obstruyen con relativa facilidad el movimiento fluido del *Qi* de Hígado, y dado que el meridiano de Hígado atraviesa la pelvis y los órganos sexuales, puede dificultar las funciones del ciclo menstrual (6).

En resumen, la etiología de este cuadro es la siguiente:
- Trastornos emocionales: Ira, frustración, cólera reprimida, resentimiento,...
- Estrés.

Cuando una paciente presenta este Síndrome, la sintomatología que podría presentar es la que sigue a continuación (15):

- Dolor difuso y migratorio en el tórax, hipocondrios e hipogastrio.
- Sensación de opresión con suspiros frecuentes.
- Humor inestable. Estado de ánimo deprimido o agitación y ansiedad.
- Obstrucción en la faringe. Bocio simple. Tumores o quistes.
- Ciclo menstrual irregular.
- Síndrome premenstrual.
- Flujo menstrual escaso (amenorrea), de color oscuro y con coágulos.
- Dismenorrea.
- Distensión y dolor en las mamas.
- Lengua: Normal o roja (si presenta Fuego de Hígado). Capa delgada y blanca.
- Pulso: Cuerda.

Si el estancamiento de Hígado es prolongado e intenso, se puede transformar en Fuego de Hígado, que provocaría a una mayor irritabilidad, cefaleas con ojos rojos o incluso induciría Fuego de Corazón, con aparición de problemas emocionales más intensos (6).

2.3.3. Estancamiento de Qi de Corazón

El Corazón es muy importante en la fase media del ciclo (ovulación). La correcta comunicación entre Corazón y Útero a través del meridiano *Bao Mai* es importante para la ovulación regular y a tiempo.

Si una paciente presenta antecedentes de ovulación irregular o desaparición completa de la ovulación (anovulación) y existen razones para pensar que la causa puede ser emocional, entonces un diagnostico probable sería el estancamiento de *Qi* de Corazón.

La amenorrea causada por factores emocionales también puede ser un trastorno de Corazón, aunque tuvieran lugar durante la adolescencia, por ejemplo. Los problemas emocionales al inicio de las funciones reproductivas, pueden influir en las funciones de *Chong* y *Ren Mai* y obviamente repercutir en el ciclo menstrual y la fertilidad (6).

Otras causas de este cuadro podrían ser las siguientes (15):

- Factor constitucional.
- Problemas emocionales prolongados.
- Alimentación: Ingesta excesiva de alimentos grasos y crudos.
- Insuficiencia de *Qi* y/o de *Yang*.
- Acúmulo de Tan.
- Ataque por Frío.
- Agotamiento.
- Insuficiencia de Sangre.

Los diagnósticos de estancamiento de *Qi* de Corazón que causan infertilidad, podrían cursar con pocos síntomas típicos, sobre todo si los acontecimientos tuvieron lugar hace tiempo. No obstante se puede detectar a través del *Shen* y del pulso.

La sintomatología que puede presentar este Síndrome es la siguiente (6):

- Amenorrea.
- Ovulación irregular / Anovulación.
- Palpitaciones.
- Ansiedad.
- Insomnio.
- Sudoración espontánea.

> Pulso: Filiforme, intermitente o tenso sobretodo en la posición *Cun* Izquierda.
> Lengua: Roja en la punta.

Otros síntomas más graves que pueden acompañar este cuadro serían (15):
> Dolor congestivo en la zona del corazón.
> Labios cianóticos.
> Lengua: Morada con máculas.
> Pulso: Fino y rugoso.

Si el estancamiento de *Qi* de Corazón es prolongado o grave, se podría desarrollar Fuego de Corazón que afectaría al *Shen* (6).

> Histeria.
> Neurosis extrema.

2.3.4. Estasis de Xue

El estancamiento de Sangre suele ser una consecuencia a largo plazo de otros problemas (10, 14, 15):

> Ataque de Frío o Frío Interno (dolor violento que se alivia con calor).
> Ataque de Calor o Calor Interno (dolor fuerte que se alivia con frio).
> Humedad-Calor.
> Bloque de *Qi*.
> Insuficiencia de *Qi* (dolor difuso y con hinchazón).
> Insuficiencia de Sangre (dolor punzante y localizado).
> Insuficiencia de Riñón.

> Traumatismo.

Por lo tanto, representa un cuadro clínico complejo, que puede reflejar varios aspectos de diversas patologías. El estancamiento de Sangre perjudicará al ciclo menstrual. Por un lado, *Chong Mai* no se llenará ni se vaciará de forma adecuada y por otro, se verá afectada la función del Corazón que controla la circulación de la Sangre.

La sintomatología que presenta este Síndrome es la que sigue (6,14):

> Ciclo menstrual largo.
> Flujo menstrual escaso, oscuro y acompañado de coágulos.
> Dismenorrea. Dolor premenstrual.
> Dolor frecuente en el hipogastrio (punzante y penetrante).
> Nódulos o masas abdominales fijas.
> Uñas cianóticas.
> Tez oscura y labios morados.
> Lengua: Morada o oscura con equimosis en bordes y punta.
> Pulso: Sumergido, rugoso o de cuerda. O se puede percibir también el tipo de pulso de otra patología asociada como un pulso resbaladizo en caso de Tan-Humedad o un pulso de Insuficiencia relacionado con Insuficiencia de Riñón.

La estasis de Sangre produce infertilidad debido a que bloquea y obstruye algún punto del tracto reproductor o las glándulas que lo controlan. En esta categoría podrían incluirse patologías de MO como la endometriosis, los miomas y pólipos uterinos, el bloqueo de las trompas de Falopio, los quistes y tumores ováricos y los tumores hipofisarios.

2.3.5. Acumulación de Tan-Humedad

Al igual que la Estasis de *Xue*, la acumulación de Tan-Humedad es un fenómeno complejo. Se refiere al espesamiento de los Líquidos Orgánicos en ciertas zonas o sistemas (hipófisis, ovarios, útero, trompas de Falopio, causando tumores hipofisarios, ovario poliquístico, congestión endometrial, hidrosalpingitis; según MO), de manera que altera la función de los Órganos.

La causa principal de la formación del Tan-Humedad puede ser por:

➢ Insuficiencia de Bazo (*Jiao* Medio):

- ✓ **Alimentación inadecuada**: Exceso de alimentos grasos, azúcares, farináceos, alcohol,...
- ✓ **Emociones no expresadas o no resueltas**. Preocupación y reflexión obsesivas.
- ✓ **Exposición a la Humedad-Frío o Humedad-Calor**.
- ✓ **Insuficiencia de *Yang Qi*** que produce una disfunción del metabolismo de los *Jinye*.

➢ Aunque también pueden estar implicadas las otras dos vías de drenaje de los Líquidos (15):

- ✓ Pulmón en el *Jiao* Superior: **Insuficiencia de *Qi* Pulmón**.
- ✓ Riñón en el *Jiao* Inferior: **Insuficiencia de *Yang* Riñón**.

➢ O bien estar producida por (6):

- ✓ **Bloqueo de *Qi* de Hígado**.
- ✓ **Estancamiento de Sangre**.

Dado que el acúmulo de Tan-Humedad puede ser consecuencia de varios cuadros patológicos, es habitual que se manifieste en forma de una combinación de síntomas que reflejan distintos procesos patológicos (6).

La sintomatología más habitual suele ser la siguiente (7):

- ✓ Constitución obesa o de sobrepeso.
- ✓ Ciclo menstrual largo. Menstruación escasa que presenta material espeso o mucoso. Flujo vaginal abundante y espeso.
- ✓ Vértigo. Astenia. Palpitaciones.
- ✓ Sensación de opresión torácica y distensión abdominal.
- ✓ Cara blanca, vidriosa.
- ✓ Lengua: Pálida con capa blanca, granulosa y espesa (si la Humedad aparece de forma aislada en una zona muy concreta del tracto reproductor puede no manifestarse en una capa gruesa y espesa (6).
- ✓ Pulso: Resbaladizo y lleno.

2.3.6. Insuficiencia de Qi y Xue

Este síndrome puede estar causado por diversos factores:

- * Debilidad constitucional.
- * Enfermedad crónica.
- * Exceso de trabajo físico o mental.
- * Pérdida abundante de Sangre por hemorragia.
- * Insuficiencia de *Qi* de Bazo (no genera ni *Qi* ni Sangre suficiente).
- * Insuficiencia crónica de Sangre o *Yin* de Hígado y *Yin* de Riñón.
- * Alimentación: Ayuno prolongado, dietas severas o hábitos dietéticos poco variados.

La sintomatología más habitual suele ser la siguiente (6,14):

- ✓ Menstruación retrasada. Menstruación escasa, de color claro. Amenorrea.
- ✓ Inapetencia. Voz débil. Sudoración espontánea.
- ✓ Palidez facial o color amarillo pajizo. Labios pálidos. Cansancio. Diarrea.
- ✓ Ojos secos, sin brillo, visión borrosa. Mareos y vértigos.
- ✓ Trastornos del sueño. Depresión, estados de angustia.
- ✓ Palpitaciones (Insuficiencia de *Qi* de Corazón).
- ✓ Micción frecuente (Insuficiencia de *Qi* de Riñón).
- ✓ Lengua: Pálida con capa blanca.
- ✓ Pulso: Filiforme, débil o imperceptible.

2.4. Tratamiento integrado

En el tratamiento integrado se empieza con unas pautas principales de acupuntura en función del ciclo menstrual y que pueden utilizarse, indistintamente del síndrome en cuestión.

A continuación, recoge los tratamientos con fitoterapia y acupuntura específicos para cada síndrome, a los cuales se les puede añadir el tratamiento principal en función del ciclo menstrual de la paciente. Y finalmente, incluye recomendaciones sobre el estilo de vida y la alimentación en función del cuadro clínico.

2.4.1. Tratamiento según fases del ciclo menstrual

Tal y como se explica en el apartado 1.4. El ciclo menstrual; cada fase brinda la oportunidad de adaptar el tratamiento según las necesidades concretas de cada etapa.

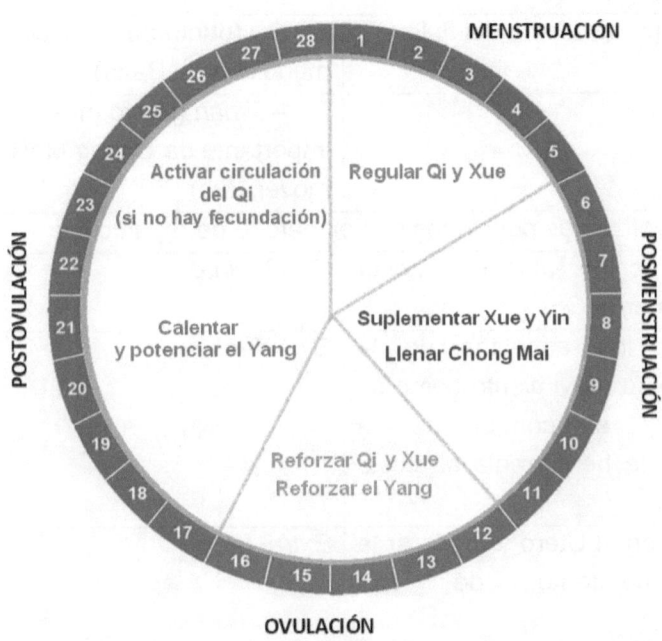

Figura 2.1. Fundamentos Terapéuticos en las cuatro fases del ciclo menstrual.

Las tablas que se muestran a continuación, recogen de manera esquemática los objetivos de tratamiento y los puntos adecuados para este en cada fase del ciclo menstrual

2.4.1.1. Fase menstrual - Fase Xue

Principio de tratamiento	Puntos de acupuntura
Realizar las punciones con el método de dispersión:	
Apertura del Útero y fuerte estimulación del movimiento descendente y eliminación uniforme y completa de la menstruación.	IG11-Quchi con B6-SanYinJiao
Eliminar las obstrucciones del flujo sanguíneo.	B8-Diji (punto de urgencia del meridiano de Bazo)
Mover la Sangre.	R14-Siman (punto más importante de Chong Mai para mover Xue)
Realizar las punciones con el método de regulación:	
Moderar la acción anterior (mover Xue) y mantener el Qi.	Ren6-Qihai
Tratar todos los aspectos de la Sangre, tanto su movimiento como su tonificación y el control de la intensidad de la hemorragia si existe Calor patógeno.	B10-Xuehai
Regular el Qi en el Útero y moderar la acción descendente de B6-SanYinJiao.	Extra-Tituo
Regular el Qi en el Jiao Inferior.	V25-Dachangshu, V30-Baihuangshu
Regular el Qi en el Útero.	V32-Ciliao
Regular el Qi en presencia de dolor lumbar o sacro.	Baliao (ocho agujeros sacros)
Conseguir un flujo uniforme de Sangre, aliviar el dolor y calmar el Shen.	Pc5-Jianshi

Tabla 2.2: Tratamiento de acupuntura en la fase menstrual.

2.4.1.2. Fase posmenstrual - Fase Yin

Principio de tratamiento	Puntos de acupuntura
Equilibrar Ren y *Chong Mai*.	Seleccionar entre *Ren7-Yinjiao, R5-Shuiquan, R8-Jiaoxin, R13-QiXue*.
Influir en la actividad de *Chong Mai*.	*B4-Gongsun, E30-Qichong*.
Estimular la producción de Sangre.	*E36-Zusanli, H3-Taichong, B10-Xuehai*.
Fomentar el desarrollo del *Yin* de Riñón.	Seleccionar entre *R3-Taixi, R5-Shuiquan, R6-Zaohai, B6-SanYinJiao, V23-Shenshu, Ren4-Guanyuan*.
Influir en el *Jing* de Riñón.	*E27-Daju*
Regular el *Qi* en los órganos reproductores y tonificar Riñón.	*Baliao (ocho agujeros sacros)*
Realizar las punciones con un método suave de dispersión en los puntos locales y de las extremidades inferiores. Y con un método de regulación en los puntos de la muñeca.	

Tabla 2.3: Tratamiento de acupuntura en la fase posmenstrual.

2.4.1.3. Fase de mitad del ciclo (ovulación) - Fase Yang

Principio de tratamiento	Puntos de acupuntura
Regular el *Qi* en la zona de los ovarios y en las trompas de Falopio.	Seleccionar entre *R13-QiXue*, *R14-Siman*, *B13-Fushe*, *E28-Shuidao*, *E29-Guilai*, *Extra-Zigong*.
Mover el *Qi* en el meridiano del Hígado (región lateral del abdomen).	*H3-Taichong*, *H5-Ligou*
Estimular la ovulación regulando *Qi* y Sangre.	*R5-Shuiquan*, *R8-Jiaoxin*
Potenciar la función del Riñón y armonizar las emociones.	*R4-Dazhong*
Influir en la actividad de *Chong* y *Ren Mai* (sobre todo en el momento de la ovulación ya que su influencia sobre *Dai Mai*, garantiza que las trompas no van a estar obstruidas por secreciones excesivas (Tan - Humedad)).	*VB26-Daimai*
Relajar la mente. (También es útil en casos de sospecha de obstrucción tubáricas por Humedad o Tan)	*B5-ShangQiu*
Estimular la circulación de la Sangre (especialmente si existen dudas de permeabilidad tubárica).	*B8-Diji*
Estimular la circulación de la Sangre y el *Qi* de Bazo como paso intermedio entre Corazón-Riñón (*Bao Mai - Bao Luo*).	*B6-SanYinJiao*

Calmar el *Shen* e influir en *Bao Mai*.	C5-*Tongli*, Pc5 *Jianshi*
Calmar el *Shen*	C7-*Shenmen*, Pc6-*Neiguan*, Extra-*Yintang*
Regular el *Qi* de Corazón y eliminar el Calor en Sangre (podría dar lugar a un manchado en la parte media del ciclo)	Pc4-*Ximen*
Realizar las punciones con un método suave de dispersión en los puntos locales y de las extremidades inferiores. Y con un método de regulación en los puntos de la muñeca.	

Tabla 2.4: Tratamiento de acupuntura en la fase de mitad del ciclo.

2.4.1.4. Fase premenstrual - Fase Qi

Si en la fase anterior el óvulo ha sido fecundado, en esta etapa tiene lugar su implantación en el endometrio. Si esto ocurre, es necesario un útero cálido y "acogedor" donde la influencia del *Yang* de Riñón es la clave. Se puede tonificar el *Yang* de Riñón con tres métodos distintos según el patrón individual de cada paciente: Tonificando el *Yin*, promoviendo el *Qi* o nutriendo la Sangre (6). En las siguientes tablas se muestran los puntos de acupuntura para cada método:

POTENCIAR EL *YANG* DE RIÑÓN TONIFICANDO EL *YIN*	
Principio de tratamiento	**Puntos de acupuntura**
Tonificar *Yang* de Riñón.	Ren2-Qugu
Tonificar *Yin* y *Yang* de Riñón.	Ren4-Guanyuan
Regular el *Qi* en el Útero y mantener una flexibilidad adecuada en las paredes uterinas (utilizar solamente durante la primera semana tras la ovulación).	Ren5-Shimen
Regular la actividad de *Chong* y *Ren Mai*, y facilitar el cambio de su actividad al comienzo de esta fase (utilizar inmediatamente después de la ovulación).	Ren7-YinJiao
Calmar el *Shen* si existe agitación (punción superficial).	Ren15- (punto Luo de Ren Mai)
Estimular el desarrollo del *Yang* de Riñón a través de la tonificación del *Yin* de Riñón.	R3-Taichi, R6-Zaohai, V23-Shenshu
Realizar las punciones con el método de tonificación o regulación. Se deben evitar los puntos en la parte inferior del abdomen o punzarlos con gran prudencia durante la semana anterior al siguiente período.	

Tabla 2.5: Tratamiento fase premenstrual. Potenciar el *Yang* de Riñón, tonificando el *Yin*.

POTENCIAR EL *YANG* DE RIÑÓN PROMOVIENDO EL *QI*	
Principio de tratamiento	**Puntos de acupuntura**
Tonificar el *Qi* de Bazo y Estomago.	*Seleccionar entre Ren12-Zhongwan, Ren6-Qihai, E36-Zusanli, E25-Tianshu, V20-Pishu, B6-SanYinJiao*
Apoyar el desarrollo del *Yang* de Riñón.	*Ren4-Guanyuan, R3-Taichi, V23-Shenshu*
Regular el *Qi* en *Ren Mai* y en el abdomen (solamente durante la primera semana posterior a la ovulación).	*Ren5-Shimen*
Realizar las punciones con el método de tonificación o regulación. Se deben evitar los puntos en la parte inferior del abdomen o punzarlos con gran prudencia durante la semana anterior al siguiente período.	

Tabla 2.6: Tratamiento fase premenstrual. Potenciar *Yang* de Riñón, promoviendo el *Qi*.

POTENCIAR EL *YANG* DE RIÑÓN NUTRIENDO LA SANGRE	
Principio de tratamiento	**Puntos de acupuntura**
Incrementar la formación de Sangre.	*V17-Geshu, B10-Xuehai*
Potenciar la formación de Sangre a través del *Yang* de Riñón.	*R5-Shuiquan*
Apoyar la función de Estómago y Bazo en la producción y distribución de Sangre.	*Ren12-Zhongwan, E36-Zusanli, B6-SanYinJiao*
Apoyar *Yin* y *Yang* de Riñón y tonificar el *Qi* y la Sangre de todos los Zang.	*Ren4-Guanyuan*
Realizar las punciones con el método de tonificación o regulación. Se deben evitar los puntos en la parte inferior del abdomen y del meridiano del Bazo durante la semana inmediatamente anterior a la menstruación.	

Tabla 2.7: Tratamiento fase premenstrual. Potenciar *Yang* de Riñón, nutriendo la Sangre.

2.4.2. Tratamiento según diferenciación de síndromes

2.4.2.1. Insuficiencia Yin y Jing de Riñón

En este patrón, el Principio terapéutico será la tonificación del *Yin* y *Jing* de Riñón. El mejor momento del ciclo menstrual para realizar un tratamiento de tonificación del *Yin* de Riñón es en la fase posmenstrual. Es muy importante reforzar el *Yin* en esta etapa; tanto si hay una gran insuficiencia, como si no es tan significativa (6).

A. Prescripciones fitoterápicas: Para tonificar y nutrir el *Yin* de Riñón, pueden utilizarse las siguientes prescripciones:

LIU WEI DI HUANG TANG	
Tonifica el *Yin* de Riñón y de Hígado.	
Radix Rehmanniae praeparata - Shu Di Huang	240g
Fructus Corni officialis - Shan Zhu Yu	120g
Radix Dioscoriae oppositae - Shan Yao	120g
Rhizoma Alismatis - Ze Xie	90g
Cortex radicis Paeoniae suffr. - Mu Dan Pi	90g
Sclerotium Poriae - Fu Ling	90g

Tabla 2.8: Acción y composición de la fórmula Liu Wei Di Huang Tang.

YANG JING ZHONG YU TANG	
Tonifica *Yin* de Riñón, nutre *Jing* y tonifica la Sangre.	
Radix Rehmanniae praeparata - Shu Di Huang	15g
Radix Angelicae sinensis - Dang Gui	9g
Radix Paeoniae albae - Bai Shao	9g
Fructus Corni officialis - Shan Zhu Yu	9g

Tabla 2.9: Acción y composición de la fórmula *Yang Jing* Zhong Yu Tang.

B. **Acupuntura**: Para un tratamiento más preciso, se pueden combinar los puntos de la tabla que aparece a continuación con los puntos recomendados según la fase del ciclo que se exponen en el apartado anterior (2.4.1. Tratamiento según fases del ciclo menstrual).

Principio terapéutico	Puntos de acupuntura
Realizar las punciones con el método de tonificación	
Fomentar el desarrollo del *Yin* de Riñón	Ren4-Guanyuan, R3-Taixi, R5-Shuiquan, R6-Zhaohai, R13-QiXue, V52-Zhishi, B6-SanYinJiao, V23-Shenshu
Tonificar el *Jing* de Riñón.	E27- Daju, V52-Zhishi
En casos de Calor por Insuficiencia de Yin.	R2-Rangu
Nutrir *Chong Mai*, tonificar *Yin* de Riñón y reforzar el Útero.	R13-Qixue (cruce Riñón y *Chong Mai*)
En caso de debilidad lumbar y de rodillas	V23-Shenshu, E36 Zusanli

Tabla 2.10: Tratamiento de acupuntura para la Insuficiencia *Yin* y *Jing* de Riñón.

C. **Dietoterapia**

➢ **Alimentos indicados para tonificar el *Jing* de Riñón:**

- ✓ Nueces, sésamo negro y semillas oleaginosas en general.
- ✓ Pollo de huesos negros (especialmente indicado después de un parto en forma de caldo).
- ✓ Gelatina.
- ✓ Sopas de hueso y tuétano.
- ✓ Riñones de ternera o cordero.

- ✓ Algas.
- ✓ Cerezas.
- ✓ Raíces (zanahoria, nabo, remolacha,...).
- ✓ Cereales en grano.

> **Alimentos indicados para tonificar el *Yin* de Riñón:**

- ✓ Alimentos dulces, neutros y frescos: Calabaza, zanahoria, apio, col, trigo, mijo, sésamo negro, maíz, sepia, ostras, pescado blanco, lentejas, algas, uvas, ciruelas, shiitake...
- ✓ Alimentos salados, neutros y frescos: Alga kelp, shoyu, salmón, sardinas, calamares, miso,...
- ✓ Alimentos ácidos, neutros y frescos: Mora, uva, dátiles, azukis,...
- ✓ Las algas y el pescado son los alimentos que más tonifican el *Yin*.
- ✓ Mejor utilizar salsa shoyu (soja con trigo) en lugar de sal.
- ✓ El mejor cereal para tonificar el *Yin* de Riñón es el trigo, ya que es fresco y actúa sobre el meridiano de Riñón.
- ✓ Setas: el shiitake
- ✓ El sésamo negro y la soja negra, tonifican especialmente el *Yin* de Riñón.
- ✓ Las nueces tonifican el *Yin*, *Jing* y *Yang* de Riñón.

> **Evitar en Insuficiencia de *Jing* de Riñón:**

- ✘ Azúcar (desmineralizante, debilita dientes y huesos, debilita el *Qi* de Bazo y el *Jing* postnatal, disminuye el *Yin* y el *Yang* de Riñón).
- ✘ Congelados o helados (debilitan el *Qi* y el *Yang* de Riñón).
- ✘ Ayuno prolongado.
- ✘ Exceso de sal.

> **Evitar en Insuficiencia de *Yin* de Riñón:**

   ✖ Alimentos con energía caliente que secan y consumen *Yin*.
   ✖ Alimentos con energía fría que debilitan el *Yang Qi* de Bazo (y por lo tanto la producción de Sangre y *Qi*) o el *Yang* de Riñón.
   ✖ El exceso de sabor salado que sobreestimula al Riñón y a la larga debilita su *Yin*.
   ✖ El sabor picante tibio y caliente (ajo, jengibre, clavo, pimienta,...) que tonifican mucho el *Yang* de Riñón pero con el tiempo consumen *Yin*.
   ✖ El sabor amargo caliente y templado (café, tabaco,...) que seca y consume el *Yin* (16)

D. **Recomendaciones:** Sería aconsejable que las mujeres con Insuficiencia de *Yin*, llevaran una vida tranquila y descansada para la reconstitución de su *Yin* de Riñón.

Además deberían mantener un sueño de buena calidad, mantener una rutina regular en las comidas y el ejercicio físico y mantener la mente lo más relajada posible (realizar meditación, yoga, taichí, *Qi kong*, paseos al aire libre,...).

Realizar baños en el mar, también les ayudaría a tonificar el *Yin* de Riñón.

Y evitar fumar (el tabaco seca y consume *Yin*), la sauna o el sol artificial (hacen perder líquidos) también beneficiaria su *Yin* y *Jing*.

2.4.2.2. Insuficiencia Yang Riñón

El Principio terapéutico para este síndrome será la tonificación del *Yang* de Riñón.

El momento más favorable para tonificar el *Yang* seria la fase de mitad del ciclo (ovulación). Las materias médicas utilizadas en este síndrome, calientan y mueven, para estimular el *Yang* y que la ovulación sea efectiva.

A. **Prescripciones fitoterápicas:** Para tonificar y calentar el *Yang* de Riñón, pueden utilizarse las siguientes prescripciones:

YOU GUI WAN	
Calienta y tonifica el *Yang* de Riñón. Tonifica *Jing*, Sangre y *Yin*.	
Cornu Cervi - Lu *Jiao*	10g
Radix lateralis Aconiti praeparata - Fu Zi	7,5g
Cortex Cinnamomi - Rou Gui	7,5g
Radix Rehmanniae praeparata - Shu Di Huang *	20g
Fructus Corni officialis - Shan Zhu Yu *	7,5g
Radix Dioscoriae oppositae - Shan Yao *	10g
Fructus Lycii - Gou *Qi* Zi	10g
Semen Cuscutae Chinensis - Tu Si Zi	10g
Cortex Eucommiae - Du Zhong	10g
Radix Angelicae sinensis - Dang Gui	7,5g

Tabla 2.11: Acción y composición de la fórmula You Gui Wan.

You Gui Wan: Esta fórmula incluye las tres primeras MM* del Liu Wei Di Huang Tang, cuyo efecto es suplementar el *Yin* de Riñón, Bazo e Hígado. Se puede prescribir en la fase lútea para facilitar la implantación y el desarrollo fetal temprano, incluso en pacientes que no presenten una Insuficiencia marcada de Riñón (6).

WEN *JING* TANG	
Utilizar esta fórmula si hubiera Frío por insuficiencia: Calienta *Jingluo*, dispersa el Frío, regula la menstruación, nutre la Sangre y elimina la estasis sanguínea.	
Fructus Evodiae - Wu Zhu Yu	9g
Ramulus Cinnamomi - Gui Zhi	6g
Radix Angelicae sinensis - Dang Gui	9g
Rhizoma Ligustici walichii - Chuan Xiong	6g
Radix Paeoniae albae - Bai Shao	6g
Gelatinum corii Equii asini - E Jiao	6g
Radix Ophiopogonis - Mai Men Dong	9g
Cortex radicis Paeoniae suffr. - Mu Dan Pi	6g
Rhizoma Pinelliae praeparata - Ban Xia	6g
Rhizoma Zingiberis recens - *Shen*g Jiang	6g
Radix Ginseng - Ren *Shen*	6g
Radix Glycyrrhizae - Gan Cao	6g

Tabla 2.12: Acción y composición de la fórmula Wen *Jing* Tang.

B. Acupuntura: Para un tratamiento más preciso, se pueden combinar los puntos de la tabla que aparece a continuación con los puntos recomendados según la fase del ciclo que se exponen en el apartado anterior (2.4.1. Tratamiento según fases del ciclo menstrual).

Principio terapéutico	Puntos de acupuntura
Realizar las punciones con el método de tonificación o con moxibustión.	
Tonificar y calentar el *Yang* de Riñón	Ren4-Guanyuan, Ren6- Qihai, E29-Guilai, V32-Ciliao, Du4-Mingmen, E36-Zusanli, Extra-Zigong, V23-Shenshu, R7-Fuliu, R12-Dahe
Calentar el Útero (moxa)	Extra-Zigong, Ren3-Zhongji
Tonificar y calentar Ren y *Chong Mai* (moxa)	B6-SanYinJiao

Tabla 2.13: Tratamiento de acupuntura para la Insuficiencia *Yang* de Riñón.

C. Dietoterapia

➢ **Alimentos indicados para tonificar el *Yang* de Riñón:**

- ✓ Alimentos dulces, neutros, templados y algún caliente que actúe en Riñón: Ajo, col, hinojo, zanahoria (dolor lumbar), castañas, sésamo, gambas, trigo sarraceno, mijo, maíz, pollo, soja negra,...
- ✓ Alimentos ácidos, neutros y tibios (son astringentes y calientan): Dátiles, ciruelas, uvas, frambuesas (muy indicadas para infertilidad por Útero Frío),...

- ✓ Alimentos picantes, neutros y tibios: ajo, alcaparras, cebolla, puerro, romero, vino, perejil, jengibre, corteza de canela,...
- ✓ Alimentos salados, neutros, tibios y calientes: Salmón, sardinas, gambas,...

> **Evitar en Insuficiencia de *Yang* de Riñón:**

- ✓ Alimentos fríos de temperatura: Helados, congelados, sacados directamente de la nevera,...
- ✓ Alimentos de naturaleza fría: Dulces, azúcar, plátanos, yogurt, pera, tomate...
- ✓ Alimentos crudos en general.
- ✓ Farináceos: Favorecen la producción de flema y humedad (16).

E. **Recomendaciones:** Durante los primeros días de la menstruación el cuerpo de la mujer ya muestra una ligera Insuficiencia de *Yang* (con la eliminación de la sangre, se pierde calor corporal), esto sumado a la Insuficiencia de *Yang* ya existente, hace que el cuerpo sea más vulnerable a un ataque directo de Frío al Útero, ya que *Chong Mai* está abierto.

Por eso es aconsejable proteger la zona abdominal y lumbar del Frio y la Humedad, se puede usar un *haramaki* (prenda tubular de algodón, de origen japonés, que se pone alrededor de la zona abdominal y lumbar) u otra prenda de ropa adecuada para mantener el calor corporal en esa zona.

Además, deberían evitarse ejercicios que enfríen la zona abdominal y lumbar como por ejemplo la natación en mar abierto si el agua es muy fría.

2.4.2.3. Estancamiento de Qi de Hígado y Qi de Corazón

Estos dos patrones pueden presentarse de forma simultánea (todas las emociones, con el tiempo acaban afectando al Corazón), por eso se van a exponer de forma conjunta. El Principio terapéutico será regular el *Qi* y sedar el Hígado y el Corazón (si se presentan conjuntamente); permitiendo al *Qi* fluir libremente. La ausencia de obstrucción de *Qi* de Hígado y Corazón es la clave para que tenga lugar la ovulación.

A. Prescripciones fitoterápicas: Para regular el *Qi* de Hígado:

KAI YU ZHONG YU TANG	
Regula el *Qi* de Hígado y elimina el estancamiento (y el Calor que este puede generar). Nutre la Sangre y tonifica el Bazo.	
Radix Paeoniae albae - Bai Shao	30g
Rhizoma Cyperi - Xiang Fu	9g
Radix Angelicae sinensis - Dang Gui	15g
Rhizoma Atractylodis macrocephalae - Bai Zhu	15g
Cortex radicis Paeoniae suffr. - Mu Dan Pi	9g
Sclerotium Poriae - Fu Ling	9g
Radix Trichosanthis - Tian Hua Fen	6g
Si además presenta estancamiento de *Qi* de Corazón, es preciso estabilizar el *Shen* y regular el *Qi* de Corazón añadiendo:	
Cortex Albizziae - He Huan Pi	12g
Semen Biotae - Bai Zi Ren	10g
Concha Ostrae - Mu Li	15g

Tabla 2.14: Acción y composición de la fórmula Kai Yu Zhong Yu Tang.

Otra fórmula que se puede administrar al mismo tiempo que la anterior (sin modificarla) si se presenta estancamiento de *Qi* de Corazón es la siguiente:

GAN MAI DA ZAO TANG	
Nutre el Corazón, calma el *Shen*, y armoniza el *Jiao* Medio, calma la impaciencia y tonifica el *Qi* de Bazo.	
Fructus Tritici - Fu Xiao Mai	9-15g
Radix Glycyrrhizae - Gan Cao	9g
Fructus Zizyphi jujubae - Da Zao	7-10 u

Tabla 2.15: Acción y composición de la fórmula Gan Mai Da Zao Tang.

B. **Acupuntura:** Para un tratamiento más preciso, se pueden combinar los puntos de la tabla que aparece a continuación con los puntos recomendados según la fase del ciclo que se exponen en el apartado anterior (2.4.1. Tratamiento según fases del ciclo menstrual).

Principio terapéutico	Puntos de acupuntura
Realizar las punciones con el método de armonización o dispersión.	
Regular el *Qi* de Hígado	H3-Taichong, Vb37-Guangming, Ren6-Qihai, B4-Gongsun
Regular el *Qi* de Útero	H3-Taichong, H5-Ligou, H9-YinBao, H11-Yinlian
Reducir el estrés emocional	H5-Ligou
Calmar el *Shen* y desbloquear el meridiano *Bao Mai* (5aa)	C5-Tongli, C7-Shenmen, Pc6-Neiguan, EX-Yintang, R4- Dazhong
Eliminar Fuego de Hígado	H2- Xingjian
Regular el *Qi* en los meridianos de *Ren Mai* e Hígado	Ren3-Zhongji

Para tratar hinchazón abdominal	E25-Tianshu
Para tratar dolor costal	VB34-Yanglingquan

Tabla 2.16: Tratamiento de acupuntura para el estancamiento de *Qi* de Hígado y Corazón.

C. Dietoterapia

> Alimentos indicados para drenar y regular el *Qi*:

- ✓ Alimentos dulces, neutros y frescos: apio, espinacas, acelgas, berros, brócoli, col,... en general todas las verduras de hoja verde.
- ✓ Alimentos amargos neutros-frescos y templados (aumentan la secreción biliar, descienden el *Qi* y desbloquean el Hígado): Diente de león, té verde, lechuga, espárragos, mijo,...
- ✓ Consumir moderadamente alimentos ácidos, neutros-frescos y templados (tonifican *Qi* de Hígado): Melocotón, vino, vinagre, mandarina, naranja, limón...

> Evitar en el Estancamiento de *Qi*:

- ✘ Alcohol: Pertenece al elemento metal; en pequeñas cantidades ayuda a movilizar el *Qi* de Hígado, pero en gran cantidad disminuye el *Yin* de Hígado que se sumará al estancamiento de *Qi* y con el tiempo ascenderá más el *Yang*, empeorando la situación progresivamente. Es recomendable sustituir el alcohol por cerveza de trigo que tonifica el *Yin* y refresca el Hígado.
- ✘ Exceso de alimentos ácidos y picantes calientes (ajo, pimienta, jengibre, chilli,...)
- ✘ Azúcar blanco, grasas, drogas y medicamentos.
- ✘ Comer en exceso (16)

D. Recomendaciones: Una de las principales causas de bloqueo del *Qi* tanto de Hígado como de Corazón, es el estrés. Y por lo tanto, reducir los niveles de estrés tiene un efecto directo sobre la fertilidad.

De hecho muchos bebés se han concebido mientras sus progenitores estaban de vacaciones (13) o incluso parejas que finalmente adoptaron a un bebé, al poco tiempo pudieron concebir uno propio.

Para reducir el estrés, es aconsejable realizar ejercicio físico suave como taichí, *Qi Kong* o bailar, aumenta la oxigenación, desbloquea el Hígado, mueve los músculos, promueve la circulación de Sangre y por tanto descongestiona el *Qi* de Hígado.

En este caso, no es conveniente la meditación estática, aunque con el tiempo se podría practicar. Se pueden dar paseos al aire libre, por el bosque, trabajar con plantas en el jardín,... Los masajes también son adecuados ya que mueven el *Qi* (16). También las tareas activas como correr o nadar, que ocupan físicamente el cuerpo y que al ser repetitivas van relajando paulatinamente la mente, son beneficiosas para desbloquear y calmar el *Shen* (6).

2.4.2.4. Estasis de Xue

El Principio terapéutico será regular la Sangre y eliminar la estasis sanguínea, desbloqueando *Chong* y *Ren Mai*. Dado que los síntomas de estancamiento de Sangre se manifiestan durante la menstruación, este es un buen momento para empezar a regular la Sangre. Preparando así al Útero para una correcta ovulación y posible implantación. El tratamiento para eliminar la Estasis de Sangre en casos de infertilidad no siempre se interrumpe al lograr el embarazo ya que a veces es necesario tratarlo a lo largo de todo el embarazo.

A. Prescripciones fitoterápicas: Para eliminar la estasis sanguínea, dependiendo su etiología:

DANG GUI BU *XUE* TANG	
En caso de estasis de Sangre por Insuficiencia de *Qi*, se puede combinar esta fórmula con alguna de las posteriores. Tonifica el *Qi* y genera Sangre.	
Radix Astragali - Huang *Qi*	10-30g
Radix Angelicae sinensis - Dang Gui	2-9g

Tabla 2.20: Acción y composición de la fórmula Dang Gui Bu Xue Tang.

SHAO FU ZHU YU TANG	
Utilizar para eliminar la estasis de *Xue* causada por Frío.	
Radix Angelicae sinensis - Dang Gui	9g
Pollen Typhae - Pu Huang	9g
Radix Paeoniae rubrae - Chi Shao	6g
Excrementum Trogopteri procesado - Wu Ling Zhi Chao	6g
Resina Commiphorae - Mo Yao	3g
Rhizoma Ligustici walichii - Chuan Xiong	3g
Rhizoma Corydalis - Yan Hu Suo	3g
Cortex Cinnamomi - Rou Gui	3g
Fructus Foeniculi procesado - Xiao Hui Xiang Chao	1,5g
Rhizoma Zingiberis procesado - Gan Jiang Chao	0,6g

Tabla 2.17: Acción y composición de la fórmula Shao Fu Zhu Yu Tang.

GE XIA ZHU YU TANG	
Utilizar para eliminar la estasis sanguínea por bloqueo de *Qi*. La fórmula mueve y desbloquea la Sangre y el *Qi* y alivia el dolor.	
Semen Pruni persicae - Tao Ren	11,5g
Flos Carthami - Hong Hua	11,5g
Excrementum Trogopteri procesado - Chao Wu Ling Zhi	11,5g
Radix Linderae - Wu Yao	11,5g
Radix Angelicae sinensis - Dang Gui	11,5g
Rhizoma Ligustici walichii - Chuan Xiong	7,5g
Radix Paeoniae rubrae - Chi Shao	7,5g
Cortex radicis Paeoniae suffr. - Mu Dan Pi	7,5g
Fructus Citri aurantii - Zhi Ke	6g
Rhizoma Cyperi - Xiang Fu	6g
Radix Glycyrrhizae - Gan Cao	4g
Rhizoma Corydalis - Yan Hu Suo	4g

Tabla 2.18: Acción y composición de la fórmula Ge Xia Zhu Yu Tang.

JIE DU HUO XUE TANG	
Elimina Estasis Sanguínea causada por Calor. Elimina Calor, toxinas, Tan-Calor. Activa la Sangre y dispersa nódulos.	
Radix Angelicae sinensis - Dang Gui	10g
Rhizoma Ligustici walichii - Chuan Xiong	9g
Radix Paeoniae rubrae - Chi Shao	10g
Escorpión - Quan Xie	5g
Scolopendra - Wu Gong	3g
Semen Pruni persicae - Tao Ren	10g
Flos Carthami - Hong Hua	12g
Sp. Prunellae - Xia Ku Cao	15g
P. Forsythiae - Lian Qiao	10g
P. Luffae - Si Gua Luo	10g
Radix Trichosanthis - Tian Hua Fen	15g
Sm. Citri Reticulatae - Ju He	10g

Tabla 2.19: Acción y composición de la fórmula Jie Du Huo Xue Tang.

B. **Acupuntura:** Para un tratamiento más preciso, se pueden combinar los puntos de la tabla que aparece a continuación con los puntos recomendados según la fase del ciclo que se exponen en el apartado anterior (2.4.1. Tratamiento según fases del ciclo menstrual).

Principio terapéutico	Puntos de acupuntura
Realizar las punciones con el método de dispersión	
Regular la Sangre y eliminar la estasis sanguínea.	*V17-Geshu, B10-Xuehai, Ren17-Shanzhong, Sj6-Zhigou.*
Mover *Qi* y Sangre.	*R14-Siman, Ren3-Zhongji, B12-Chongmen, E29-Guilai, H5-Ligou, B8-Diji.*

Si hubiera dolor intenso en el bajo vientre	*V32-Ciliao*

Tabla 2.21: Tratamiento de acupuntura para la Estasis de Sangre.

Tratamiento para la fase premenstrual con estancamiento de Sangre	
Principio terapéutico	**Puntos de acupuntura**
Realizar las punciones con el método de regulación o dispersión	
Regular *Qi* y Sangre.	*E28-Shuidao, E29-Guilai*
Regular la Sangre en el Útero.	*H8-Ququan, H5-Ligou, R14-Sima, B6-SanYinJiao, B8-Diji*
Regular la Sangre en los meridianos de Riñón y *Ren Mai*.	*R5-Shuiquan*
Facilitar la eliminación del estancamiento de Sangre, regulando intensamente el *Qi* en la zona local.	*Baliao (ocho agujeros sacros)*
Los puntos del abdomen y de la región lumbar se deben emplear con prudencia. En ausencia de estancamiento de Sangre no deben utilizarse bajo ningún concepto.	

Tabla 2.22: Tratamiento de acupuntura para la Estasis de Sangre en la fase premenstrual.

C. Dietoterapia

> **Alimentos indicados para movilizar la Sangre:** En general los alimentos que se muestras a continuación, mueven la Sangre, aunque en función de la causa de la estasis sanguínea además habría que tonificar *Qi* o Sangre, desbloquear *Qi*, eliminar Frío o eliminar Calor con alimentos más específicos a cada principio terapéutico.

- ✓ Higos, ajo, miel, nueces, azafrán, remolacha, leche de oveja.
- ✓ Corteza de canela (si la causa es por Insuficiencia de *Yang*).
- ✓ Espinacas (mueven y tonifican la Sangre).
- ✓ Cebolleta cocinada en vino (un poco de picante disuelve el estancamiento).
- ✓ Alimentos de naturaleza tibia y caliente para eliminar el Frio: Cebolla, ajo, trigo sarraceno, cordero, especias, vino, café,...
- ✓ Alimentos de naturaleza fresca y fría para eliminar el Calor: Menta, manzanilla, té verde, cerveza, pepino, espinacas, lechuga, cerdo, conejo, melón, sandía, mandarina, naranja,...

> **Evitar en caso Estasis de Sangre:**

- ✘ Cuidado con la ingesta excesiva de alimentos calientes y tibios, para eliminar la Estasis por Frío, ya que pueden agotar el *Qi* del organismo.
- ✘ Cuidado con la ingesta excesiva de alimentos fríos o frescos, para eliminar la Estasis por Calor, ya que pueden estancar el *Qi* (16).

2.4.2.5. Acumulación Tan-Humedad

El principio terapéutico para este síndrome será dispersar la Humedad, eliminar el Tan y regular el flujo del *Qi*. Este patrón es el que está más relacionado con la dieta, y por lo tanto aunque se lleve a cabo el principio terapéutico de forma efectiva, paralelamente el paciente debe cuidar su dieta para no retroalimentar el problema.

A. Prescripciones fitoterápicas: Para eliminar el acúmulo de Tan-Humedad:

CANG FU DAO TAN WAN	
Transforma la flema y elimina la Humedad, tonificando el Bazo. Regula el *Qi* y la menstruación.	
Rhizoma Atractylodis lanceae - Cang Zhu	3-10g
Rhizoma Cyperi - Xiang Fu	6-14g
Sclerotium Poriae - Fu Ling	9-18g
Rhizoma Pinelliae praeparata - Ban Xia	3-14g
Pericarpium Citri reticulatae - Chen Pi	3-9g
Radix Glycyrrhizae - Gan Cao	1,5-15g
Arisaemae cum Bile - Dan Nan Xing	2-5g
Fructus Citri aurantii - Zhi Ke	3-10g
Massa Fermentata - *Shen* Qu	6-16g
Rhizoma Zingiberis recens - *Sheng* Jiang	1-10g

Tabla 2.23: Acción y composición de la fórmula Cang Fu Dao Tan Wan.

QI GONG WAN	
Elimina el Tan-Humedad especialmente en el *Jiao* Inferior (Útero). Desbloquea el estancamiento de *Qi*.	
Rhizoma Pinelliae praeparata - Ban Xia	6g
Rhizoma Atractylodis lanceae - Cang Zhu	6g
Pericarpium Citri reticulatae - Chen Pi	3g
Sclerotium Poriae - Fu Ling	6g
Rhizoma Cyperi - Xiang Fu	6g
Massa Fermentata - Shen Qu	6g
Rhizoma Ligustici walichii - Chuan Xiong	4,5g

Tabla 2.24: Acción y composición de la fórmula *Qi* Gong Wan.

B. Acupuntura: Para un tratamiento más preciso, se pueden combinar los puntos de la tabla que aparece a continuación con los puntos recomendados según la fase del ciclo que se exponen en el apartado anterior (2.4.1. Tratamiento según fases del ciclo menstrual).

Principio terapéutico	Puntos de acupuntura
Realizar las punciones con el método de dispersión:	
Eliminar Tan-Humedad.	E40-Fenglong, Ren3-Zhongji, E30-Qichong, B9-Yinlingquan.
Realizar las punciones con el método de regulación:	
Drenar Humedad y Humedad-Calor.	VB26-Daimai, B5-Shangqui, V28-Pangguanshu, Ren6-Qihai
En caso de leucorrea abundante.	V32-Ciliao
Tonificar Bazo-Estómago y favorecer la absorción y distribución de nutrientes.	E36-Zusanli, R14
Regular *Chong* y *Ren Mai*	Ren3-Zhongji, E30-Qichong

Desbloquear y mantener la fluidez en el meridiano de Bazo. Facilita la expulsión de la menstruación.	B8-Diji (punto Xi)
Realizar las punciones con el método de regulación o dispersión:	
Eliminar la acumulación de Flema-Humedad de la cavidad pélvica.	VB27-Wushu, VB28-Weidao. E29-Guilai (con moxa)

Tabla 2.25: Tratamiento de acupuntura para el acúmulo de Tan-Humedad.

Tratamiento para la fase premenstrual con Tan-Humedad	
Principio terapéutico	Puntos de acupuntura
Realizar las punciones con el método de regulación o dispersión:	
Transformar y distribuir el acúmulo de Líquidos en el abdomen y el Útero.	Ren9-Shuifen
Eliminar la Humedad Reforzando el *Yang* de Riñón.	Ren3- Zongji y Ren6-Qihai
Eliminar la acumulación de Flema-Humedad y facilitar la desobstrucción de las trompas de Falopio.	VB26-Daimai, VB27-Wushu, V28-Pangguanshu.
Regular la Humedad en la cavidad pélvica mediante la eliminación de los líquidos a través de la vejiga.	V22-SanJiaoshu, V28-Pangguanshu.
Eliminar los líquidos moviendo el *Qi* en el Útero.	V32-Ciliao
Apoyar al Bazo en su función de transformación de los líquidos y la Humedad.	B6-SanYinJiao, B9-Yinlingquan
En la semana anterior a la menstruación es necesaria la prudencia con los puntos abdominales y lumbosacros.	

Tabla 2.26: Tratamiento para la fase premenstrual con acúmulo de Tan-Humedad

C. Dietoterapia

> **Alimentos indicados para eliminar Humedad y Tan:**

En caso de Humedad y Frío por Insuficiencia crónica de *Qi* de Bazo:
- ✓ Alimentos de sabor amargo y naturaleza neutra y tibia para secar la humedad: Almendra amarga, café, cebolla, algas, rábano, mijo, té de perejil, tomillo, piel de naranja y mandarina seca.
- ✓ Alimentos picantes y templados, eliminan el Frío y transforman la Humedad: Ajo, jengibre fresco, puerro, salvia, corteza de canela, romero,...
- ✓ Alimentos salados, neutros y tibios, secan la Humedad: Pescado blanco, miso, alga kombu,...

En caso de Humedad y Calor:

- ✓ Azukis, cebada, maíz, centeno, té de perejil, apio, rábano, alga kombu y kelp, sandía, almendras.
- ✓ Alimentos amargos y frescos que eliminan el Calor: Apio, diente de león, lechuga, achicoria,..
- ✓ Alimentos picantes frescos: Menta, rábano,...

> **Evitar en caso de Humedad y Tan:**

- ✘ En Humedad-Frío: Helados, lácteos, azúcares, frutas tropicales, melón, refrescos industrializados, trigo y harinas refinadas, zumos de frutas concentradas,...
- ✘ En Humedad-Calor: Salsas, leche y sus derivados, azúcares, alcohol, alimentos grasos, cerdo, embutido.

D. Recomendaciones: Mantener en buen estado el *Qi* de Bazo, sería prioritario en caso de Humedad; ya que la Humedad se genera en el Bazo.

Para ello se pueden seguir unas reglas generales a la hora de comer, como por ejemplo (16):
- ✓ Comer relajadamente.
- ✓ Masticar muy bien los alimentos.
- ✓ No tomar exceso de alimentos y bebidas frías.
- ✓ No comer mucho por la noche.
- ✓ Consumir alimentos locales y de cultivo biológico (siempre que sea posible),
- ✓ Evitar el exceso de dulce.
- ✓ No ayunar demasiado tiempo.
- ✓ Equilibrar el ejercicio al aire libre con el trabajo intelectual (estar muchas horas sentado y reflexionando debilita al Bazo).
- ✓ Trabajar en el jardín, estar en contacto con plantas, ir a la montaña (conectarse con la "tierra" ayuda a fortalecer el elemento Tierra).

2.4.2.6. Insuficiencia Qi y Xue

El principio terapéutico será tonificar el *Qi* y nutrir la Sangre a nivel general.

A. Prescripciones fitoterápicas: Para tonificar *Qi* y *Xue*:

BA ZHEN TANG	
Tonifica el *Qi* y nutre la Sangre. Tonifica Bazo, armoniza el *Jiao* Medio	
Radix Ginseng - Ren Shen	3-9g
Rhizoma Atractylodis macrocephalae - Bai Zhu	6-9g
Sclerotium Poriae - Fu Ling	6-9g
Radix Glycyrrhizae praep - Zhi Gan Cao	3-6g
Radix Rehmanniae praep. - Shu Di Huang	12g
Radix Angelicae sinensis - Dang Gui	10g
Radix Paeoniae albae - Bai Shao	12g
Rhizoma Ligustici walichii - Chuan Xiong	8g

Tabla 2.27: Acción y composición de la fórmula Ba Zheng Tang.

B. Acupuntura: Para un tratamiento más preciso, se pueden combinar los puntos de la tabla que aparece a continuación con los puntos recomendados según la fase del ciclo que se exponen en el apartado anterior (2.4.1. Tratamiento según fases del ciclo menstrual.).

Principio terapéutico	Puntos de acupuntura
Realizar las punciones con el método de tonificación:	
Tonificar *Qi* y nutrir *Xue*	Ren6 -Qihai, Ren17-Shanzhong, V17-Geshu, E36-Zusanli, B3-Taibai, B6-SanYinJiao, V18-Ganshu, V20-Pishu.
Tonificar *Qi* y Sangre tonificando	E36-Zusanli, B3-Taibai, B6-SanYinJiao,

Bazo y Estómago.	V20-Pishu
Reforzar el Útero. Tonificar *Yin* y *Yang*. Mejorar la función T&T de Bazo-Estómago	Ren4-Guanyuan
Regular *Chong* y *Ren Mai*	B6-SanYinJiao, Ren4-Guanyuan, E30-Qichong
Si hubiera palpitaciones o insomnio	Pc6-Neiguan, C7-Shenmen

Tabla 2.28: Tratamiento de acupuntura para la Insuficiencia *Qi* y Sangre.

C. Dietoterapia

> **Alimentos indicados para tonificar *Qi* y *Xue*:**

- ✓ Alimentos dulces, neutros y tibios que tonifican, armonizan y regulan el *Jiao* Medio (y fomentan que el Bazo produzca más *Qi* y Sangre): Mijo, arroz, zanahoria, guisantes, calabaza, col, rábano largo picante, regaliz, perejil, comino.
- ✓ Alimentos ácidos, neutros que tonifican *Qi* de Hígado: Azukis, ciruela, uva, dátiles, pato,...
- ✓ Alimentos de color rojo y anaranjado: Remolacha, col lombarda, cerezas, granada, calabaza, boniato, albaricoque,...
- ✓ Si la Insuficiencia es por una Insuficiencia de *Jing* previa, complementar con los alimentos citados en el apartado Insuficiencia de *Jing*.

> **Evitar en caso de Insuficiencia de *Qi* y Sangre:**

- ✘ Alimentos de naturaleza fría: Pera, tomate, yogurt, azúcar,...
- ✘ Alimentos picantes, calientes que provocan sudoración y disminuyen líquidos orgánicos (base material de la Sangre): Cebolla, puerro, canela, clavo, pimienta,...

✖ Farináceos, crudos, congelados,...
✖ Alimentos amargos y calientes ya que secan los fluidos, incluida la Sangre.

D. **Recomendaciones:** No fumar (el tabaco seca los *Jinye* y en consecuencia la Sangre), no realizar saunas para no perder fluidos.

En caso Insuficiencia de Sangre de Hígado, pueden recomendar a la paciente que hiciera una siesta de 1 a 3 del mediodía; que es la hora de mínima energía del Hígado y es un buen momento para reponer su *Qi* (16).

CAPITULO 3:

ÓRGANO REPRODUCTOR MASCULINO

Si comparamos la cantidad de textos y bibliografía que tenemos en medicina china del sistema reproductor masculino con el femenino, son poquísimos los textos que nos hablan del Órgano reproductor masculino, de su fisiología y su relación con los meridianos extraordinarios y el resto de Órganos.

El capítulo 65 del *Ling Shu* dice: *Los Vasos Director y Penetrante se originan en el Dan Tian inferior* (literalmente *"Bao"*):

> El termino *Bao*, que suele traducirse como Útero (la palabras más especificas para Útero serian Zi *Bao*) en realidad se refiere a una estructura común tanto para hombres como para mujeres, ("palacio del niño" para designar al Útero y "habitación del esperma" para designar a la próstata). En el caso de los hombres *Bao*, no sólo englobaría la próstata, sino el pene, los testículos y las vesículas seminales (17).

3.1. Relación con los Meridianos

Meridianos que influyen en los genitales masculinos:

➢ Meridianos extraordinarios: *Ren Mai, Du Mai* (concretamente la 2ª rama, véase su recorrido en la *Figura 1.6. Recorrido de las tres ramas de Du Mai*), y *Chong Mai* fluyen sobre los genitales masculinos.

➢ Meridiano de Riñón fluye a través de los genitales masculinos (meridiano principal, tendinomuscular, y colaterales).

➢ Meridiano de Hígado rodea los genitales (meridiano principal, tendinomuscular, divergente y colaterales).

Igual que en la fisiología femenina, los meridianos extraordinarios se originan en el *Dan Tian* inferior y se relacionan con la reproducción. Y aunque en los textos se especifica que los meridianos **Ren Mai, Chong Mai** y **Du Mai** empiezan en el Útero y fluyen a través de él, podemos suponer que en el caso de los hombres estaríamos hablando de la próstata (17).

Du Mai, se relaciona a través del Fuego de *Mingmen*, el Fuego Ministerial y el *Yang* de Riñón aportando el "Calor" necesario para el buen funcionamiento de los órganos reproductivos y las funciones sexuales.

Ren Mai, se relaciona especialmente con el pene (cuerpo cavernoso y esponjoso) y ayuda a producir la erección. Y también controla todos los meridianos colaterales de los cuales el pene está dotado.

Chong Mai: El Mar de la Sangre, es el encargado de que el cuerpo cavernoso del pene se llene de sangre y se produzca la erección: Controla el "Músculo Ancestral" (*Zong Jin*). También conecta con el *Qi* y el *Jing* posnatal y ayuda al sistema reproductor proporcionando el *Qi* y el *Jing* necesario para su buen funcionamiento. Y además permite la comunicación entre el Corazón y el Riñón, desempeñando una función esencial para el descenso de *Xue* de Corazón al pene.

Ren Mai junto con **Chong Mai**, controlan las Membranas (*Huang*) y la mayoría de los tejidos del pene forman parte de las Membranas. Controlan los meridianos Colaterales, que permiten al pene llenarse de sangre con la erección (17).

CAPÍTULO 4:

INFERTILIDAD MASCULINA

En el siguiente capítulo, se exponen la etiología y fisiopatología de la infertilidad masculina, la evaluación diagnóstica, la Diferenciación de Síndromes y por último el tratamiento integrado con acupuntura, fitoterapia china y dietoterapia para cada uno de los patrones de desarmonía que pueden causar infertilidad masculina, así como algunas recomendaciones sobre el estilo de vida.

4.1. Etiología y Fisiopatología

Las causas de la infertilidad masculina y su repercusión en el organismo, tal como puede verse a continuación en la tabla 4.1, son diversas, pero en la mayoría de casos al final conllevan a un estado de Insuficiencia de *Jing* Renal, base de la esterilidad masculina. Hay que tener en cuenta que el estilo de vida, es un factor determinante y que es el *Jing* postnatal es el que nutre al *Jing* prenatal. Al igual que en la infertilidad femenina, la infertilidad masculina está muy relacionada con el Riñón.

Varios estudios demuestran que las sustancias adictivas como el alcohol, el tabaco y la marihuana pueden causar efectos perjudiciales, recuentos de espermatozoides menores en un 13-17% y mayor porcentaje en espermatozoides anómalos, en comparación con las personas que no fuman. A pesar de ello, cabe destacar que la interrupción del consumo de cigarrillos da lugar a una mejoría muy importante en el recuento de los espermatozoides al cabo de 6 – 12 meses (18).

También el contacto con productos nocivos como productos químicos existentes en el ambiente, como también en los alimentos muestran una disminución de la fertilidad (19).

Para los hombres con recuentos bajos de espermatozoides o alteraciones morfológicas en los mismos, es recomendable evitar ambientes muy polucionados y consumir alimentos orgánicos (en cuya producción no ha habido exposición a fertilizantes artificiales, pesticidas, antibióticos ni hormonas).

Etiología	Fisiopatología
Debilidad congénita	Insuficiencia *Jing* de Riñón que afecta al sistema reproductivo.
Exceso de actividad sexual	Insuficiencia *Yin* y/o *Jing* de Riñón y/o Fuego de *Mingmen*
Alimentación inadecuada, obesidad congénita	Acumulación de Humedad – *Tan* en *Jiao* Inferior que bloquea las vías seminales
Traumatismos	Estasis sanguínea que bloquea las vías seminales.
Emociones, estrés	Estancamiento de *Qi* y/o *Xue*
Enfermedades crónicas. Exceso de trabajo. Falta de descanso	Insuficiencia de *Qi* y *Xue* (que llegan a debilitar al Riñón).
Ataque factores patógenos o infecciosos (enfermedades de transmisión sexual)	Afectación del *Jiao Inferior* por Viento-Calor, Viento-Frío, agentes epidémicos,…

Tabla 4.1: Etiología y Fisiopatología de la Infertilidad Masculina

4.2. Diagnóstico

Al igual que se ha comentado en el apartado de diagnóstico de la infertilidad femenina, para realizar una buena evaluación del patrón de desarmonía, primero se han de poner en conjunto los datos obtenidos por los cuatro métodos de diagnóstico.

En el caso del interrogatorio acerca del área específica del varón, deberán realizarse preguntas sobre las disfunciones sexuales como impotencia, emisión seminal involuntaria (espermatorrea) y eyaculación precoz. Para conocer más en profundidad en qué estado están los principales *Zangfu* relacionados como el Riñón (*Yin, Yang* y sobre todo *Jing*), el Hígado y también el Bazo.

4.2.1. Análisis del líquido seminal

Dado que la primera evaluación de la fertilidad masculina será mediante una analítica del líquido seminal en un laboratorio de patología, debemos conocer los parámetros de esta para poder entender el informe que traerán nuestros pacientes a la consulta.

Hay que tener en cuenta que en ocasiones, una única prueba puede dar lugar a resultados confusos, sobre todo si la muestra ha sido recogida en un momento de mucho estrés, podrían detectarse un recuento bajo de espermatozoides, por lo que habría que repetir el estudio en condiciones distintas. Además, incluso un recuento "normal" de espermatozoides no excluye la posibilidad de infertilidad. En ocasiones, los espermatozoides con una motilidad "normal" no pasan la prueba de "natación" en el laboratorio, esto indica que tienen dificultad en el cérvix, para llegar hasta el óvulo (prueba realizada sobre todo para preparar los procedimientos de reproducción asistida) (20).

Los estándares actuales del último informe de la OMS de 2010 para la evaluación de la fertilidad son los siguientes (21):

- **Volumen:** 1,5 ml.
- **Recuento:** Más de 15 millones de espermatozoides por mililitro.
- **Motilidad:** Movimientos vigorosos en más del 32% de los espermatozoides.
- **Morfología:** Más del 4% de formas normales (sin alteraciones estructurales).

En la siguiente tabla se puede observar que casi todos los parámetros actuales respecto a los de 1999 (22), tienen valores menores. Esto indica que a medida que aumenta la sofisticación en el análisis de laboratorio del semen y se realizan distintos estudios para evaluar la infertilidad, se producen cambios constantes en los parámetros que definen la fertilidad masculina (6).

	1999 - 4ª edición (21)	2010 5ª edición (22)
Volumen	2,0 mL	1,5 mL (1,4-1,7)
Concentración espermática (recuento)	20 millones/mL	15 millones/mL (12-15)
Concentración total	40 millones/mL	39 millones/mL (33-46)
Motilidad progresiva	50%	32% (31-34)
Viabilidad	75%	58% (55-63)
Morfología	15%	4% (3-4)
Leucocitos (ml)	< 1×10^6/mL	< 1×10^6/mL

Tabla 4.2: Valores del límite de referencia inferior en el espermiograma. Comparación de las dos últimas ediciones (1999 y 2010) de los informes de la OMS (entre paréntesis se muestra el intervalo de confianza del 95%).

Según la MTC, los espermatozoides dinámicos y de movimientos rápidos, representan el *Yang* en el *Yin* húmedo y nutritivo del líquido seminal. Es por ello que desde la perspectiva de la Medicina China, se evalúan tanto *Yin* como *Yang* para valorar los trastornos en los espermatozoides, como se verá en el apartado de tratamiento con fitoterapia, en la Insuficiencia de Riñón se trata simultáneamente tanto *Yin* como *Yang* de Riñón (6).

El elemento principal para un potencial reproductor pleno es un *Jing* de Riñón fuerte y un equilibrio normal entre el *Yin* y el *Yang* de Riñón. En la mayoría de los casos se pueden diagnosticar como patrones de Insuficiencia de *Yin* o *Yang* de Riñón. Y aproximadamente en el 60% de los casos de infertilidad masculina parece existir una causa genética (23). Por lo tanto, es posible que en la mayor parte de los casos haya un patrón subyacente de Insuficiencia de *Jing* de Riñón.

4.2.2. El Interrogatorio (14)

A. Preguntas específicas sobre el área del varón:
- ¿Trastornos antes, durante o después de la relación sexual?
- ¿Se agravan los síntomas después de la relación sexual?
- ¿Qué número de relaciones sexuales tiene?

B. Sobre la impotencia: Es la incapacidad persistente para conseguir o mantener una erección que permita una relación sexual satisfactoria. Importante diferenciar de otros problemas como la falta de libido, alteraciones de la eyaculación o trastornos del orgasmo.

C. **Sobre la espermatorrea:** Emisión involuntaria del esperma fuera del acto sexual. Si está relacionada con sueños eróticos se asocia al Corazón y sin sueños o en estado de vigilia se relaciona con el Riñón.

D. **Eyaculación precoz:** Aparición del orgasmo y eyaculación, de manera recurrente en respuesta a una estimulación sexual mínima antes, durante o poco tiempo después de la penetración y antes de que la persona lo desee. En muchos casos se observan alteraciones emocionales como desencadenante, mientras que los trastornos anatómicos o fisiológicos tienen menor incidencia.

4.3. Diferenciación de Síndromes

Al igual que en la infertilidad femenina, las únicas excepciones a la infertilidad por Insuficiencia de Riñón, suelen ser el bloqueo de tipo mecánico y los problemas de Humedad-Calor (aunque suelen aparecer por una Insuficiencia de Riñón de base). Por lo tanto, los Síndromes o patrones a considerar en la consulta son fundamentalmente (3,7):

- Insuficiencia de *Yin* de Riñón.
- Insuficiencia de *Yang* de Riñón.
- Acúmulo de Humedad- Calor.
- Descenso de Humedad y *Tan*-Calor.
- Estancamiento de *Qi* y de Sangre.

Cabe mencionar que son de carácter general y orientativos, y que en el momento de establecer un diagnóstico, no todos los pacientes van a presentar todos y cada uno de los signos y síntomas que se recogen en cada Síndrome.

4.3.1. Insuficiencia Yin y Yang de Riñón

Como ya se ha mencionado con anterioridad la causa más frecuente de la infertilidad masculina es la Insuficiencia de Riñón, ya sea de *Jing*, Yin o Yang de Riñón (véase apartado 2.3.1. *Insuficiencia de Riñón*).

4.3.1.1. Insuficiencia *Yin* de Riñón

La Insuficiencia de *Yin*, produce Calor Interno, que es la causa principal de un bajo recuento de espermatozoides en los hombres con este patrón de desarmonía. El incremento de la temperatura corporal hace que las células que producen los espermatozoides no actúen adecuadamente y se reduzca tanto la cantidad como la calidad del líquido seminal. Además el Calor Interno puede producir inflamación de la próstata.

Sintomatología:

- Volumen de esperma reducido.
- Espermatozoides escasos.
- Excesiva presencia de espermatozoides deformes (alteraciones morfológicas). Motilidad menos eficiente y capacidad disminuida para introducirse en el óvulo.
- Eyaculación precoz.
- Espermatorrea durante el sueño o fuera del sueño.
- Incapacidad de mantener la erección.
- Impotencia tras el exceso de actividad sexual, acompañado de estrés. emocional, eyaculación precoz o espermatorrea.
- Libido incrementada.
- Actividad sexual excesiva.
- Agujetas lumbares y de rodillas.
- Mareo.
- Acúfenos.

- Insomnio.
- Sudoración nocturna y calor en los 5 corazones.
- Sed, sequedad de la garganta y de la boca.
- Heces secas.
- Inquietud.
- Orina oscura y escasa.
- Flujo de orina pobre.
- Lengua roja con capa escasa o sin capa.
- Pulso filiforme y rápido.

A pesar, de toda la sintomatología explicada, hay que tener presente que es posible que el único signo que se observe que apoye la Insuficiencia de *Yin* sea la lengua roja y quizá el estilo de vida "febril" que consume *Yin*. Además, el pulso puede no ser filiforme en hombres con buena forma física (6).

4.3.1.2. Insuficiencia *Yang* de Riñón

El *Yang* de Riñón, es básico para el correcto funcionamiento del aparato reproductor masculino. Cuando el *Yang* de Riñón es insuficiente, además de alterarse la producción de espermatozoides también lo hace la función del aparato sexual.

Entre los síntomas destacan:

- Incapacidad para mantener la erección o impotencia.
- Pérdida de la libido.
- Intolerancia al frío.
- Cansancio, letargo.
- Lengua pálida e hipertrófica con capa fina blanca e hidratada.
- Pulso blando y lento o sumergido y débil (especialmente en la posición *Chi*).
- Recuento bajo de espermatozoides con motilidad escasa.

Otra sintomatología:

- Líquido seminal acuoso y claro.
- Eyaculación poco vigorosa.
- Eyaculación precoz.
- Dolor y frío lumbar y de las rodillas.
- Decaimiento psicológico.
- Cara pálida vidriosa.
- Respiración agitada por mínimo esfuerzo físico,
- Hipotermia en las extremidades.
- Hinchazón en las extremidades inferiores.
- Región genital externa húmeda y fría.
- Orina clara y abundante.
- Ligera incontinencia.
- Abundante nicturia

4.3.2. Descenso de Humedad-Calor y acúmulo de Tan-Calor

En medicina occidental, la prostatitis podría ser el resultado de este Síndrome. Cabe destacar que en los países occidentales o desarrollados, esta no suele ser una causa de infertilidad debido a que las infecciones genitourinarias se pueden tratar inmediatamente con antibióticos. Sin embargo en otros países, las infecciones aunque sean de baja intensidad si no son tratadas pueden dar lugar a una inflamación que no permite un entorno adecuado para la producción de espermatozoides

El signo característico de ese Síndrome:

- Secreción anómala por el pene.

Otra sintomatología:
- Micción dolorosa con ardor.
- Orina escasa y oscura.
- Sensibilidad dolorosa del escroto.
- Hinchazón o picor genital.
- Presión o distensión testicular o púbica poscoital.
- Presencia significativa de leucocitos y piocitos en la analítica del líquido seminal.
- Espermatozoides escasos con alta mortalidad.
- Licuefacción seminal deficiente.
- Estado eréctil permanente con impotencia eyaculatoria.
- Cabeza embotada.
- Agitación.
- Boca seca.
- Preferencia de bebidas frías.
- Lengua roja con capa amarilla y granulosa.
- Pulso cuerda, resbaladizo y rápido.

4.3.3. Estancamiento de Qi y Estasis de Xue

Este patrón incluye todos los problemas que dificultan el paso de los espermatozoides, las alteraciones de la circulación de la sangre y los traumatismos.

Puede inducir infertilidad el estancamiento de *Qi* y estasis de *Xue* en casos de Humedad-Calor (por ejemplo la gonococia) si la inflamación del epidídimo da lugar a la adherencia de sus paredes, creando una barrera infranqueable para el paso de los espermatozoides.

Otras formas de obstrucción de los conductos pueden ser alteraciones congénitas resultado de la exposición a sustancias como el *dietilestilbestrol* (DBS) un producto que tomaron muchas mujeres embarazadas entre 1950 y 1960 para evitar el aborto (6).

El varicocele, es otro tipo de obstrucción. Es un cuadro de venas varicosas en el escroto que hace aumentar la temperatura en los testículos y ello altera la función de las células productoras de espermatozoides, disminuyendo el recuento.

Al igual que otras alteraciones físicas en los conductos, el varicocele se trata mejor mediante cirugía. Los traumatismos, al igual que algunas intervenciones quirúrgicas testiculares pueden provocar hematomas y edemas, que pueden producir efectos dañinos a largo plazo sobre los conductos.

Sintomatología:
- Dolor punzante en vías seminales durante la eyaculación.
- Azoospermia u oligozoospermia.
- Espermatozoides con escasa movilidad.
- Presencia de eritrocitos en el líquido seminal.

- Dolor testicular con sensación de pesadez.
- Dolor fijo en el bajo vientre que aumenta por la noche, de carácter repetitivo.
- Labios y lengua violácea con posible equimosis.
- Pulso sumergido y rugoso o filiforme y rugoso.

4.4. Tratamiento integrado

Los tratamientos para tratar la Infertilidad masculina, son más sencillos de llevar a cabo, en comparación con los tratamientos para la infertilidad femenina, dado que no hay que tener en cuenta las necesidades del ciclo menstrual. Así que una vez establecido una evaluación y una Diferenciación de Síndromes correcta, podremos llevar a cabo el principio terapéutico y el tratamiento a seguir durante unos meses (la formación de los espermatozoides tarda entre 2 y 3 meses, de manera que el tratamiento se debe mantener como mínimo unos 6 meses).

4.4.1. Insuficiencia Yin y Yang de Riñón

A. **Prescripciones fitoterápicas:** Ya sea en caso de Insuficiencia de *Yin* o *Yang* de Riñón, se pueden elaborar fórmulas que actúen a largo plazo en ambos a la vez. Citando los clásicos: *"El Yin y el Yang dependen el uno del otro"*, así que la prescripción citada a continuación (*Bu Shen Yi Jing Fang*) se puede aplicar en cualquier caso de recuento bajo, motilidad reducida o alteraciones morfológicas en los espermatozoides, siempre que el patrón de desarmonía sea una Insuficiencia de Riñón (24).

Para los hombres que reciban únicamente tratamiento fitoterapéutico a largo plazo, sería conveniente que se trataran con acupuntura en el momento de ovulación de su pareja. Para una mayor tonificación del *Yang* de Riñón, potenciar la función sexual e incrementar la movilidad de los espermatozoides.

> Fórmula fitoterápica que tonifica *Yin* y *Yang* de Riñón:

BU SHEN YI JING FANG	
Tonifica *Yin* y *Yang* de Riñón y beneficia al *Jing*.	
Radix Polygoni Multiflori – He Shou Wu	15g
Radix Rehmanniae Glutinosae Conquitae – Shu Di	15g
Fructus Lycci Chinensis – Gou *Qi* Zi	15g
Radix Dioscorea Oppositae – Shan Yao	15g
Fructus Corni Officinalis – Shan Zhu Yu	15g
Semen Cuscatae – Tu Si Zi	15g
Fructus Rubi Chingii – Fu Pen Zi	15g
Fructus Ligustri Lucidi – Nu Zhen Zi	15g
Radix Paeoniae Lactiflorae – Bai Shao	15g
Cortex Mountan Radicis – Mu Dan Pi	15g
Radix Codonopsis Pilulosae – Dang Shen	15g
Radix Astragali – Huang *Qi*	15g
Herba Epimedii – Yin Yang Huo	15g
Herba Cistanches – Rou Cong Rong	15g
Radix Morindae Officinalis – Ba Ji Tian	12g
Herba Cynomorii Songarici – Suo Yang	12g
Radix Salviae Miltiorrhizae – Dan Shen	12g
Cornu Cervi Parvum – Lu *Jiao* Pian	12g
En caso de Insuficiencia de Yin intensa o Calor por Insuficiencia de Yin, añadir:	
Herba Ecliptae Prostratae – Han Lian Cao	15g
Tuber Asparagi – Tian Dong	15g
Cortex Phellodendri – Huang Bai	12g

Tabla 4.2: Acción y composición de la fórmula Bu Shen Yi Jing Fang.

Otras prescripciones para tonificar *Yin* y *Yang* de Riñón podrían ser:

> Más tonificante de *Yin* de Riñón: Combinación de Wu Zi Yan Zong Wan y Zuo Gui Yin:

WU ZI YAN ZONG WAN	
Tonifica *Qi* y *Yang* de Riñón. Nutre y astringe el *Jing*. Tonifica la Sangre.	
Fructus Lycii – Gou *Qi* Zi	5-18g
Fructus Rubi Chingii – Fu Pen Zi	2-12g
Semen Plantaginis – Che Qian Zi	4-15g
Semen Cuscatae – Tu Si Zi	6-18g
Fructus Schisandrae – Wu Wei Zi	1,5-9g

Tabla 4.3: Acción y composición de la fórmula Wu Zi Yan Zong Wan.

ZUO GUI *YIN*	
Nutre *Yin* y tonifica el Riñón.	
Rx. Rehmanniae Preparata – Shu di Huang	6-60g
Rx. Dioscoreae – Shan Yao	3-15g
Fr. Lycii – Gou *Qi* Zi	6-15g
Poria – Fu Ling	4,5-12g
Fr. Corni – Shan Zhu Yu	3-9g
Rx Glycyrrhizae Preparata Zhi Gan Cao	3-6g

Tabla 4.4: Acción y composición de la fórmula Zuo Gui *Yin*.

➢ Más tonificante de *Yang* de Riñón: Combinación de Wu Zi Yan Zong Wan (véase tabla anterior 4.3.) y Jin Gui Shen *Qi* Wan:

JIN GUI SHEN QI WAN (Ba Wei Di Huang Wan)	
Calienta y tonifica el *Yang* de Riñón.	
Rx. Rehmanniae Preparata – Shu di Huang	8-30g
Fr. Corni – Shan Zhu Yu	4-20g
Rx. Dioscoreae – Shan Yao	4-15g
Rx. Lateralis Aconiti Preparata – Zhi Fu Zi	1-15g
Ram. Cinnamomi (Jin Gui Shen *Qi* Wan) – Gui Zhi	1-9g
Cx. Cinnamomi *(Ba Wei Di Huang Wan)* – Rou Gui]	[3-5g]
Rz. Alismatis – Ze Xie	3-15g
Poria – Fu Ling	3-15g
Cortex Mountan Radicis – Mu Dan Pi	3-15g

Tabla 4.5: Acción y composición de la fórmula Jin Gui Shen *Qi* Wan.

B. Acupuntura

Tratamiento para la infertilidad masculina por Insuficiencia *Yin* de Riñón	
Principio terapéutico	**Puntos de acupuntura**
Realizar las punciones con el método de tonificación:	
Tonifican *Yin*, *Yang* y *Jing* de Riñón – útiles en el momento de la ovulación de la pareja.	V23-Shenshu, Ren4-Guanyuan, R3-Taichi
Para tonificar el *Bao* (sistema reproductivo en los hombres).	Ren3- Zhongji junto con Ren4-Guanyuan
Si hubiera eyaculación precoz – añadir en el momento de la ovulación de la pareja.	Du4-Mingmen, E27-Daju, V52-Zhishi
Para el agotamiento de *Jing* por actividad sexual excesiva.	E36-Zusanli, R12-Dahe
Para la espermatorrea nocturna con sueños.	V15-Xinshu, V43-Gaohuangshu
Si hubiera Insuficiencia de Corazón.	V15-Xinshu, PC7-Daling o C7-Shenmen
Realizar las punciones con el método dispersión o regulación:	
Eliminan el Calor por Insuficiencia de *Yin*	R6-Zhaohai, R2-Rangu
Si la Insuficiencia de *Yin* provoca impotencia añadir los puntos siguientes con el método de tonificación (17):	
Abren y regulan los meridianos *Ren Mai* y nutren el *Yin* (pueden alternarse con *Du Mai*).	P7- Lieque y R6-Zaohai (ID3-Shaohai y V62-Shenmai)
Ascienden el *Qi* para ayudar a la erección (que depende de la función de *Du Mai*)	Du20-Baihui, Ren6-Qihai
Tonifican Riñón e Hígado para ayudar a la erección.	V23-Shenshu, V18-Ganshu

Tabla 4.6: Tratamiento para la infertilidad masculina por Insuficiencia *Yin* de Riñón

Tratamiento para la infertilidad masculina por Insuficiencia Yang de Riñón	
Principio terapéutico	**Puntos de acupuntura**
Realizar las punciones con el método de tonificación y/o moxibustión:	
Tonifican Yin, Yang y Jing de Riñón – útiles en el momento de la ovulación de la pareja.	V23-Shenshu, Ren4-Guanyuan (punción profunda), R3-Taichi
Tonifica el Yang de Riñón.	VB25-Jingmen
Tonifica Qi, Yang y Jing de Riñón.	Ren6-Qihai
Regula la función genital y la producción de espermatozoides.	V30-Baohuangshu
Para la impotencia – puntos útiles en el momento de la ovulación de la pareja.	R2-Rangu, R12-Dahe, Ren2-Qugu, V52-Zhishi
Para la impotencia durante el tratamiento general.	ID3-Shaohai con V62-Shenmai, Du20-Baihui, Ren6-Qihai, Ren4-Guanyuan, Ren3-Zhongji V23-Shenshu, V20-Pishu, R3-Taichi.
Tonifica el Yang y Jing de Riñón y calienta el Jiao Inferior.	Du4-Mingmen
Potenciar los genitales a través de la acción sobre los meridianos de Riñón, Bazo, Hígado.	B6-SanYinJiao

Tabla 4.7: Tratamiento para la infertilidad masculina por Insuficiencia Yang de Riñón

C. Dietoterapia

➢ **Alimentos indicados para tonificar el *Jing* de Riñón:**

- ✓ Nueces, sésamo negro y semillas oleaginosas en general.
- ✓ Caldo de pollo de huesos negros.
- ✓ Gelatina.
- ✓ Sopas de hueso y tuétano.
- ✓ Riñones de ternera o cordero.
- ✓ Algas.
- ✓ Cerezas.
- ✓ Raíces (zanahoria, nabo, remolacha,...).
- ✓ Cereales en grano

➢ **Alimentos indicados para tonificar el *Yin* de Riñón:**

- ✓ Alimentos dulces, neutros y frescos: Calabaza, zanahoria, apio, col, trigo, mijo, sésamo negro, maíz, sepia, ostras, pescado blanco, lentejas, algas, uvas, ciruelas, shiitake...
- ✓ Alimentos salados, neutros y frescos: Alga kelp, shoyu, salmón, sardinas, calamares, miso,...
- ✓ Alimentos ácidos, neutros y frescos: Mora, uva, dátiles, azukis,...
- ✓ Las algas y el pescado son los alimentos que más tonifican el *Yin*.
- ✓ Mejor utilizar salsa shoyu (soja con trigo) en lugar de sal.
- ✓ El mejor cereal para tonificar el *Yin* de Riñón es el trigo, ya que es fresco y actúa sobre el meridiano de Riñón.
- ✓ Setas: el shiitake
- ✓ El sésamo negro y la soja negra, tonifican especialmente el *Yin* de Riñón.
- ✓ Las nueces tonifican el *Yin*, *Jing* y *Yang* de Riñón.

> **Evitar en Insuficiencia de *Jing* de Riñón:**

   ✘ Azúcar (desmineralizante, debilita dientes y huesos, debilita el *Qi* de Bazo y el *Jing* postnatal, disminuye el *Yin* y el *Yang* de Riñón).
   ✘ Congelados o helados (debilitan el *Qi* y el *Yang* de Riñón).
   ✘ Ayuno prolongado.
   ✘ Exceso de sal.

> **Evitar en Insuficiencia de *Yin* de Riñón**

   ✘ Alimentos con energía caliente que secan y consumen *Yin*.
   ✘ Alimentos con energía fría que debilitan el *Yang Qi* de Bazo (y por lo tanto la producción de Sangre y *Qi*) o el *Yang* de Riñón.
   ✘ El exceso de sabor salado que sobreestimula al Riñón y a la larga debilita su *Yin*.
   ✘ El sabor picante tibio y caliente (ajo, jengibre, clavo, pimienta,...) que tonifican mucho el *Yang* de Riñón pero con el tiempo consumen *Yin*.
   ✘ El sabor amargo caliente y templado (café, tabaco,...) que seca y consume el *Yin* (16)

> **Alimentos indicados para tonificar el *Yang* de Riñón:**

   ✓ Alimentos dulces, neutros, templados y algún caliente que actúe en Riñón: Ajo, col, hinojo, zanahoria (dolor lumbar), castañas, sésamo, gambas, trigo sarraceno, mijo, maíz, pollo, soja negra,...
   ✓ Alimentos ácidos, neutros y tibios (son astringentes y calientan): Dátiles, ciruelas, uvas, frambuesas,...

- ✓ Alimentos picantes, neutros y tibios: ajo, alcaparras, cebolla, puerro, romero, vino, perejil, jengibre, corteza de canela,...
- ✓ Alimentos salados, neutros, tibios y calientes: Salmón, sardinas, gambas,...

> **Evitar en Insuficiencia de *Yang* de Riñón:**

- ✘ Alimentos fríos de temperatura: Helados, congelados, sacados directamente de la nevera,...
- ✘ Alimentos de naturaleza fría: Dulces, azúcar, plátanos, yogurt, pera, tomate...
- ✘ Alimentos crudos en general.
- ✘ Farináceos: Favorecen la producción de flema y humedad (16).

D. Recomendaciones: Tanto si se trata de Insuficiencia de *Yin* o *Yang* de Riñón, se debe evitar la actividad sexual excesiva, para conservar el *Jing* de Riñón (que se pierde con cada eyaculación) y al ser predecesor del *Yang* de Riñón y de la fertilidad, los médicos chinos suelen recomendar la abstinencia sexual durante unos 3 meses a los pacientes con una Insuficiencia importante de Riñón, para que pueda recuperarse.

  o **Recomendaciones en Insuficiencia *Yin* de Riñón**

- ✓ Ritmo de vida relajado y tranquilo para poder restaurar el *Yin* de Riñón.
- ✓ Mantener un sueño de buena calidad.
- ✓ Rutina regular en las comidas.
- ✓ Rutina de ejercicio físico.

✓ Mantener la mente lo más relajada posible (meditación, yoga, taichí, paseos al aire libre,…).
✓ Baños en el mar (ayudan a tonificar el *Yin*).

✖ Evitar el tabaco, la sauna o el sol artificial (secan y consumen *Yin* y Líquidos Orgánicos).

- o **Recomendaciones en Insuficiencia *Yang* de Riñón**

✓ Proteger la zona abdominal y lumbar del Frio y la Humedad (usar camisetas interiores si es invierno para calentar la zona)

✖ Evitar ejercicios que enfríen la zona abdominal y lumbar como por ejemplo la natación en mar abierto si el agua es muy fría.

4.4.2. Descenso de Humedad-Calor y Acúmulo de Tan-Calor

A. Prescripciones fitoterápicas: El principio terapéutico será eliminar el Calor y drenar la Humedad (acción antiinflamatoria), para luego tonificar el Riñón si la Humedad-Calor se presentara a raíz de una Insuficiencia de Riñón.

La fórmula más representativa para eliminar Humedad-Calor es *Bi Xie Fen Qing Yin*. En los casos en que la Humedad-Calor desciende por el meridiano de Hígado hacia los genitales, es mejor utilizar *Long Dan Xie Gan Tang*.

BI XIE FEN QING YIN	
Drena la Humedad, separa "lo turbio de lo claro", y calienta el Riñón y la Vejiga	
Rhizoma Dioscorea – Bi Xie	12g
Fructus Alpiniae Oxyphyllae – Yi Zhi Ren	10g
Radix Linderae – Strychnifoliae – Wu Yao	10g
Rhizoma Acori Graminei – Shi Chang Pu	10g

Tabla 4.8: Acción y composición de la fórmula Bi Xie Fen *Qing Yin*.

LONG DAN XIE GAN TANG	
Drena Humedad-Calor del *Jiao Inferior*.	
Elimina el exceso de Fuego de los meridianos de Hígado y Vesícula Biliar.	
Radix Gentianae Scrabrae – Long Dan Cao	6g
Radix Scutellariae Baicalensis – Huang Qin	10g
Fructus Gardeniae Jasminoidis – Zhi Zi	10g
Rhizoma Alismatis – Ze Xie	10g
Caulis Akebiae – Mu Tong	10g
Semen Plantaginis – Che *Qian* Zi	10g
Radix Rehmanniae Glutinosae – Shen Di	10g
Radix Angelicae Sinensis – Dang Gui	10g
Radix Bupleuri – Chai Hu	10g
Radix Glychyrrhizae Uralensis – Gan Cao	3g

Tabla 4.9: Acción y composición de la fórmula Long Dan Xie Gan Tang.

B. Acupuntura

Tratamiento para la infertilidad masculina por Humedad-Calor	
Principio terapéutico	**Puntos de acupuntura**
Realizar las punciones con el método de regulación o de dispersión:	
Tonifican el Riñón y eliminan Humedad-Calor.	Ren4-Guanyuan, R7-Fuliu, R10-Yingu
Promueven la diuresis para eliminar la Humedad-Calor en el *Jiao* Inferior.	Ren3-Zhongji, Ren9-Shuifen B6-SanYinJiao, B9-Yinlingquan, B7-Lougu, V22-SanJiaoshu
Elimina la Humedad-Calor en el meridiano de Hígado y del sistema reproductor.	H2-Xingjian, H3-Taichong, H5-Ligou
Eliminan Humedad del sistema reproductor.	Ren2-Qugu, Ren3-Zhongji, V34-Xialiao
Tonifica el Bazo y disuelve la Humedad-Calor.	E36-Zusanli
Para tratar la secreción procedente de los genitales.	V27-Xiaochangshu, V28-Pangguangshu
Para tratar la impotencia, eliminando Humedad-Calor.	V35-HuiYang, Ren1-HuiYin
Para tratar la impotencia abriendo el canal *Chong Mai*.	B4-Gongsun con Pc6-Neiguan
Eliminar la Humedad y tonificar suavemente el *Yang* de Riñón.	Du3-YaoYangguan

Tabla 4.10: Tratamiento para la infertilidad masculina por Humedad-Calor.

C. Dietoterapia

> **Alimentos recomendados en caso de Humedad - Calor:**
> - ✓ Azukis, cebada, maíz, centeno, té de perejil, apio, rábano, alga kombu y kelp, sandía, almendras.
> - ✓ Alimentos amargos y frescos que eliminan el Calor: Apio, diente de león, lechuga, achicoria,..
> - ✓ Alimentos picantes frescos: Menta, rábano,...

> **Evitar en caso de Humedad-Calor:**
> - ✖ Salsas, leche y sus derivados, azúcares, alcohol, alimentos grasos, cerdo, embutido.

D. Recomendaciones: Mantener en buen estado el *Qi* de Bazo, sería prioritario en caso de Humedad (ya sea Humedad-Calor como en este caso, como Humedad-Frío).

Para ello se pueden seguir unas reglas generales a la hora de comer (16):
- ✓ Comer relajadamente.
- ✓ Masticar muy bien los alimentos.
- ✓ No tomar exceso de alimentos y bebidas frías.
- ✓ No comer mucho por la noche.
- ✓ Consumir alimentos locales y de cultivo biológico (siempre que sea posible).
- ✓ Evitar el exceso de dulce.
- ✓ No ayunar demasiado tiempo.
- ✓ Equilibrar el ejercicio al aire libre con el trabajo intelectual (estar muchas horas sentado y reflexionando debilita al Bazo).

4.4.3. Estancamiento de Qi y Estancamiento de Xue

El principio terapéutico será la activación de circulación sanguínea, del *Qi* y el desbloqueo de vías seminales.

La cirugía es el tratamiento más rápido y efectivo en los casos de estancamiento de *Qi* y *Xue* que no sean muy graves ya que puede corregir el bloqueo con facilidad. Como por ejemplo en los casos de varicocele, o en cuadros de bloqueo del epidídimo.

A. Prescripciones fitoterápicas: En caso de haber estancamiento de *Qi* y *Xue* junto con Insuficiencia de Riñón, debe tratarse primero el estancamiento de *Qi* y *Xue* con las fórmulas citadas a continuación y luego utilizar las fórmulas para Tonificar el Riñón. Fórmulas que eliminan la estasis de *Xue* y el bloqueo de *Qi*:

XUE FU ZHU YU TANG	
Elimina la estasis de Sangre	
Radix Angelicae Sinensis – Dang Gui	10g
Radix Rehmanniae Glutinosae – Sheng Di	10g
Radix Paeoniae Rubra – Chi Shao	5g
Radix Ligustici Wallichi – Chuan Xiong	5g
Semen Persicae – Tao Ren	12g
Flos Carthami Tinctorii – Hong Hua	10g
Radix Bupleuri – Chai Hu	3g
Fructus Citri seu Ponciri – Zi Ke	5g
Radix Cyathulae – Chuan Niu Xi	10g
Radix Platycodi Grandiflori – Jie Geng	5g
Radix Glychyrrhizae Uralensis – Gan Cao	3g

Tabla 4.11: Acción y composición de la fórmula Xue Fu Zhu Yu Tang.

XIAO YAO SAN	
Elimina el estancamiento Qi	
Radix Bupleuri – Chai Hu	10g
Radix Paeoniae Lactiflorae – Bai Shao	12g
Radix Angelicae Sinensis – Dang Gui	10g
Rhizoma Atractylodis Macrocephalae – Bai Zhu	10g
Sclerotium Poriae Cocos – Fu Ling	15g
Radix Rehmania Glutinosae – Sheng Jiang	3 rodajas
Herba Menthae – Bo He	3g
Radix Glychyrrhizae Uralensis – Gan Cao	5g
Radix Glychyrrhizae Uralensis – Gan Cao	3g

Tabla 4.12: Acción y composición de la fórmula Xiao Yao San.

B. Acupuntura

Tratamiento para la infertilidad masculina por Estancamiento de Qi y Xue	
Principio terapéutico	Puntos de acupuntura
Realizar las punciones con el método de regulación o de dispersión:	
Potenciar los genitales a través de la acción sobre los meridianos de Riñón, Bazo, Hígado.	B6-SanYinJiao
Activar la circulación de Qi y Xue en los genitales.	Ren1-HuiYin, Ren2-Quyu, H5-Ligou, H3-Taichong
Regular Qi y Xue y calentar el Jiao Inferior.	E29-Guilai
Abrir y regular el canal Chong Mai, para movilizar Xue y Jing.	B4-Gongsun con Pc6-Neiguan
Movilizar Xue en Chong Mai y a nivel general respectivamente.	R14-Siman, B10-Xuehai

Movilizar el *Qi* en la parte inferior del abdomen.	Ren6-Qihai
Eliminar el estancamiento en el *Jiao Inferior*.	E30-Qichong, V31-Shangliao
Movilizar el *Qi* en los genitales.	H1-Dadun
Calmar el Hígado, movilizan el *Qi* y eliminan el estancamiento de *Qi*.	H3-Taichong, VB34-Yanglingquan, Pc6-Neiguan
Calmar el *Shen* y asentar el *Hun*.	Du24-Shenting, VB13-Benshen

Tabla 4.13: Tratamiento para la infertilidad masculina por Estancamiento de *Qi* y Xue.

C. Dietoterapia

> **Alimentos indicados para movilizar la Sangre:**

En general los alimentos que se muestras a continuación, mueven la Sangre, aunque en función de la causa de la estasis sanguínea además habría que tonificar *Qi* o Sangre, desbloquear *Qi*, eliminar Frío o eliminar Calor con alimentos más específicos a cada principio terapéutico.

- ✓ Higos, ajo, miel, nueces, azafrán, remolacha, leche de oveja.
- ✓ Corteza de canela (si la causa es por Insuficiencia de *Yang*).
- ✓ Espinacas (mueven y tonifican la Sangre).
- ✓ Cebolleta cocinada en vino (un poco de picante disuelve el estancamiento).
- ✓ Alimentos de naturaleza tibia y caliente para eliminar el Frio: Cebolla, ajo, trigo sarraceno, cordero, especias, vino, café,...
- ✓ Alimentos de naturaleza fresca y fría para eliminar el Calor: Menta, manzanilla, té verde, cerveza, pepino, espinacas, lechuga, cerdo, conejo, melón, sandía, mandarina, naranja,...

> **Alimentos indicados para drenar y regular el *Qi*:**

  ✓ Alimentos dulces, neutros y frescos: apio, espinacas, acelgas, berros, brócoli, col,... en general todas las verduras de hoja verde.
  ✓ Alimentos amargos neutros-frescos y templados (aumentan la secreción biliar, descienden el *Qi* y desbloquean el Hígado): Diente de león, té verde, lechuga, espárragos, mijo,...
  ✓ Consumir moderadamente alimentos ácidos, neutros-frescos y templados (tonifican *Qi* de Hígado): Melocotón, vino, vinagre, mandarina, naranja, limón...

> **Evitar en caso Estasis de Sangre:**

  ✘ Ingesta excesiva de alimentos calientes y tibios, para eliminar la Estasis por Frío, ya que pueden agotar el *Qi* del organismo.
  ✘ Ingesta excesiva de alimentos fríos o frescos, para eliminar la Estasis por Calor, ya que pueden estancar el *Qi* (16).

> **Evitar en el Estancamiento de *Qi*:**

  ✘ Alcohol: Pertenece al elemento metal; en pequeñas cantidades ayuda a movilizar el *Qi* de Hígado, pero en gran cantidad disminuye el *Yin* de Hígado que se sumará al estancamiento de *Qi* y con el tiempo ascenderá más el *Yang*, empeorando la situación progresivamente. Es recomendable sustituir el alcohol por cerveza de trigo que tonifica el *Yin* y refresca el Hígado.
  ✘ Exceso de alimentos ácidos y picantes calientes (ajo, pimienta, jengibre, chilli,...)
  ✘ Azúcar blanco, grasas, drogas y medicamentos.
  ✘ Comer en exceso (16)

D. Recomendaciones: Una de las principales causas de bloqueo del *Qi* es el estrés. Y por lo tanto, reducir los niveles de estrés tiene un efecto directo sobre la fertilidad. Para reducir el estrés, es aconsejable:

- ✓ Ejercicio físico suave (taichí, *Qi Kong*, bailar).

- ✓ Ejercicio físico moderado (correr, nadar,…).

- ✓ Paseos al aire libre, por el bosque, trabajar con plantas en el jardín,...

- ✓ Los masajes también son adecuados ya que mueven el *Qi*.

5. BIBLIOGRAFÍA

1) Balen A.H. y Jacobs H.S. *"Infertility in practice"*, 2ª ed. Edinburg: Churchill Livingstone; 2003.

2) www.who.int/reproductivehealth/topics/infertility/perspective/en/

3) Zhang Jun. *"Infertilidad según la Medicina China y la acupuntura"*. Barcelona: Material del Seminario impartido por expertos de las universidades de Yunnan y Beijing; 2010.

4) Sociedad Española de Fertilidad. Libro Blanco Sociosanitario. *"La Infertilidad en España. Situación actual y perspectivas"*. España. Editado por Roberto Matorras Weinig; 2011.

5) Informe de "Fertility. The Real Story". Editado por Merck Serono, 2011

6) Lyttleton, J. *"Tratamiento de la Infertilidad con Medicina China"*. 1ª ed. Barcelona: Churchill Livingstone; 2009.

7) Planas Ramírez J. *"Especialidades en acupuntura"*. 1ª ed. Amposta: Fundación Europea de Medicina Tradicional China; 2011.

8) Maciocia, G. *"Los Fundamentos de la Medicina China"*. 1ª ed. Portugal: Aneid Press; 1989.

9) Rodríguez Cuadras M. *"Teoría Básica I"*. 1ª ed. Amposta: Fundación Europea de Medicina Tradicional China; 2010.

10) Martínez Roca L. *"Ginecología"*. 1ª ed. Amposta: Fundación Europea de Medicina Tradicional China; 2012.

11) Rodríguez Cuadras M. *"Teoría Básica II"*. 1ª ed. Amposta: Fundación Europea de Medicina Tradicional China; 2010.

12) Deadman, P. *"A Manual Of Acupuncture"*. England: Journal of Chinese Medicine Publications; 2005.

13) West, Z. *"Acupuntura en el embarazo y el parto"* 2ª ed. Edinburg: Churchill
Livingstone; 2008

14) Sánchez Viescas F.J. y Skopalik C. *"Diagnóstico"*. 1ª ed. Amposta: Fundación Europea de Medicina Tradicional China; 2010.

15) Vilamitjana Carandell D. *"Diferenciación de Síndromes"*. 1ª ed. Amposta: Fundación Europea de Medicina Tradicional China; 2010.

16) Guerín, P. *"Dietoterapia energética según los Cinco Elementos en la Medicina Tradicional China"*. 9ª ed. Madrid: Miraguano Ediciones; 2015.

17) Maciocia, G. *"La Practica de la Medicina China"*. 2ª ed. Churchill Livingtone; 2006.

18) Vine M. F. *"Fertility and Sterility";* 1994.

19) Savitz D.A, Whelan E.A, Kleckner R.C. *"Effect of parents' occupational-age infants. American Journal of Epidemiology"* 129 (9). 1201-1218; 1989.

20) Winston R. *"Infertility"*, Londres: Optima; 1994

21) World Health Organization. WHO Laboratory. *"Manual for the examination of human semen and sperm-cervical mucus interaction"*. 4ª edición. Cambridge; Cambridge University; 1999.

22) World Health Organization. WHO Laboratory *"Manual for the examination and processing of human semen"*. 5ª edición. Cambridge; Cambridge University;2010. (http://whqlibdoc.who.int/publications/2010/9789241547789_eng.pdf)

23) Jansen R. P. S. *"Getting pregnant. Sidney":* Allen and Unwin; 1997

24) Luo Jian Hui. *"Treatment of male infertility with Chinese herbs".* Pacific Journal of Oriental Medicine; 1996.

6. APÉNDICE

Espero que la lectura haya sido de su interés y la guía les haya sido un poquito útil para empezar a introducirse en el mundo de la fertilidad desde la perspectiva de la MTC y/o para su práctica clínica.

Para cualquier cuestión, pregunta o crítica constructiva, pueden contactar conmigo en: yanglimtc@gmail.com

¡Muchas gracias y muchos éxitos para todos!

Yang Li